ゆとりが丘クリニック便り

院長メモ　２０１５〜２０２４

髙橋　邦尚

『まえがきそしてあとがき』

「この前、先生の書いたもの読んだけど、そこそこおもしろかったから書き続けた方がいいよ」

私の県南地方に於ける人生の師匠であるジャズ喫茶ベイシーの菅原さんにそう言われたので性懲りもなく書いていたら、

「せっかくだからまとめて本にしたら？」とまたまた師匠が言ってくれたのでついその気になった。

この『ゆとりが丘クリニック便り』というのは、クリニックの月々の予定表やワクチン接種のお知らせ等を患者さんにお伝えするためのものだが、どうしても〝スキマ〟ができてしまうので、その埋め合わせに思いつくままに書き綴ったものである。したがって少々盛っているところもあるし、記憶があいまいなところもある。

申し訳ないと思うが仕方ない。

だからもし読んだ方がなんらかの不都合に気が付いたら、後生だからそれは〝気が付かなかった〟ということにして欲しい。武士の情けである。


当方、個人的にはごたごたした昭和を経て、かなり大雑把な平成そしてやや理解しがたい令和を過ごしてきた。この時代というか社会を経てすでに身にしみついた私の生き方は今更何ともならない。そんな言い訳と弁解の中で生まれたのがこの本である。


そもそも私はいわゆる自叙伝みたいな書物にはあまり興味はない。

しかしながらいざ自分の事となると話は違う。広く皆さんに読んでもらうのは何か小恥ずかしいが、かといってまったく素通りされるのはそれはそれでちょこっと気が沈む。

じゃあどういうのが望みかというと、サラーと一度読んだら出来れば本棚の隅とか、雑ぱくに積んだ新聞の広告のチラシの間に挟んでもらって、そのまま忘れてくれれば私としてはなんともありがたい。

ついでと言ってはなんだが、私の書きものには何の興味も示さず小言を言いながらいつもそばにいてくれた家内に、この場を借りてお礼を言いたい。〝ありがとう〟

そして息子に。〝たまには俺の言うことも聞け！〟

令和六年九月一日

日曜日の夜、自宅二階の作業場で

髙橋邦尚

目次

第三章　2020-2021

第四章　2022-2024

第一章 2015-2017

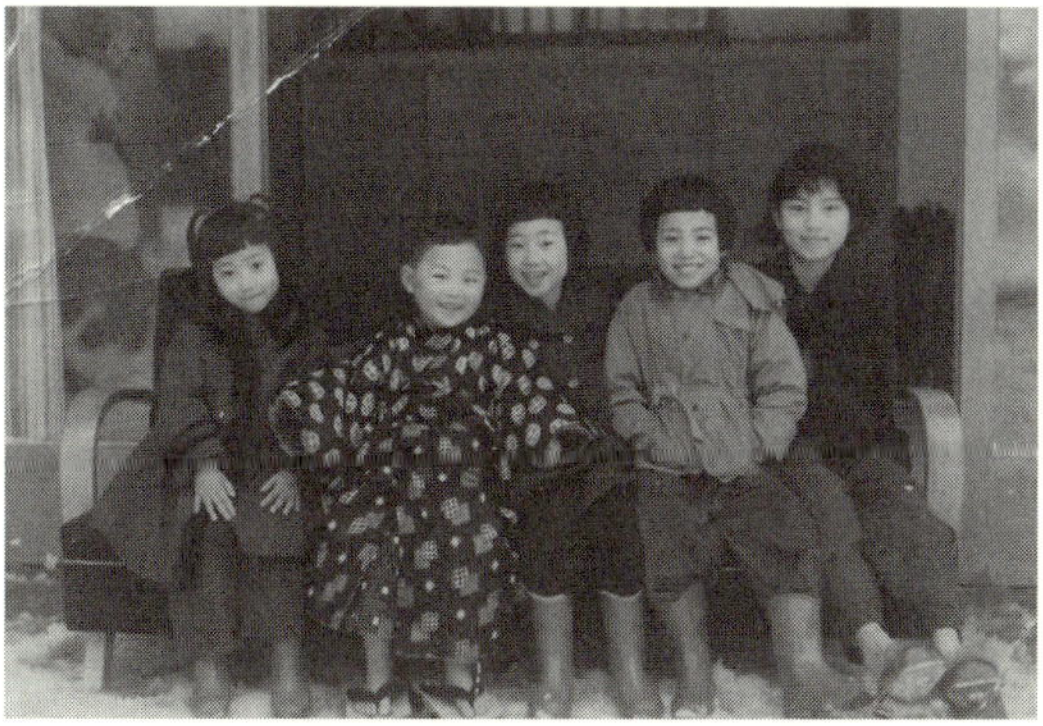

実家の前で。私は6人兄弟の5番目の長男である（末の弟は生まれていない？）。〔編集部註：左から2番目が著者〕

スタート

——平成二七（二〇一五）年三月二八日

四月になると入学・就職と世の中がざわざわと動き出します。当クリニックも入学・入社用の診断書作成に追われます。

金髪で、仕事は左官業らしく汚れたダボダボズボンに鼻・耳ピアスの完全装備（？）のS君。健康診断のための当クリニック受診でしたが、風邪気味とのことで通常診察も希望でした。幸いそれほどのこともなかったので、内服薬を処方して診察を終えました。カルテで年齢を確かめると十九歳。見かけは多少派手でしたが、息子の反抗期に手を焼いた経験を思い出したこともあって、私なりの想いと応援のつもりで健康診断については無料で会計にまわしました。しばらくして、診察の間をぬって彼が診察室のドアからひょっこり頭を出します。

S君「先生、会計間違ってます」

私「それはいいよ。まだ若いからおまけ」

S君「それだと困るっす。俺、来月子供が生まれるんで一人前でないと困るっす」

私「……そうか、わかった。ごめん、ごめん」

S君は父親になるんだね。頭の色もピアスも派手だけど、もう自立して生活している大人なんだ。私のやったことは少し失礼だったのかも。S君の人生は同じ年頃の子たちと少々スピードは違っているが、社会人として確実にスタートを切っている。私も数えきれないくらいスタートを切ったはずなのに、ちっとも進んでいないことを思い知った四月。

人生のスピード

――平成二七（二〇一五）年四月二三日

私　「ばあちゃん、来月血液検査させて下さい」
患者「はぁ？　先生この前採血したばっかりでねえか」
私　「前回は昨年の十月だからもう半年になるから……」
患者「いやぁ時の経つのは早いもんだなやぁ」
私　「お互いこうやって年をとっていくんですかね」
患者「ところで先生、おらぁ誰からか聞いたけど、年と時間の過ぎる速さってのは同じらしいな」
私　「……」

患者「だから、十代は時速十㎞。子供の時は時間なんて何ぼでもあったべ？ 二十代、三十代、四十代、おらぁは子育てに夢中であっと言う間に五十代を過ぎて、気が付いたら八十三歳。時速八十三㎞なんてぶつかったら死ぬべ」

私「ブレーキかけたら？」

患者「バカ言え、時間にブレーキかけれっか？ 先生やれるもんならやってみろ！」

私「そうか、私もいま時速六十㎞だから街中ならほとんどスピード違反だな。ブレーキかけても駄目かも」

患者「んだべえ……」

なに小洒落たこと言ってんだか、このばあさん。こんな気の利いたことを教えてくれるのならズルしないで血圧の薬をきちんと飲んでほしい、と思いつつ休み満載の五月。

景気づけ

――平成二七（二〇一五）年九月二五日

「先生、景気づけに点滴一本打ってちょうだい」

診察室に入ってくるや否や、女子高校生のくせにあまりうまいとは思えない厚化粧をしたMちゃんが、まくり上げた左腕を差し出した。

Mちゃんは小学低学年の時から家族ぐるみで当クリニックに来てくれていたが、中学卒業あたりからやや生活が乱れ、どういう訳か私が母親から時々相談を受けていた子である。

「景気づけって何さ?」と私。

「明日から学校に行くことにしたから。大体お金もないのに大通りウロウロしてさ、補導のおばちゃんとかに会わないよう隠れまわってさ、冬なんか通りの寒いの何のって。若い時（？）なら無理もきいたけどさ、もう無理。学校に行っている方がずっと楽なのさ。私も自分で決めたことは守るタチだから（そうなんだ。知らなかった）、ここできっぱりと点滴して再出発したいのさ」

もちろん私はこんな理由で点滴指示をしたことはないし、病名〝景気づけ〟と書けるはずもない。しかし、学校に行くと決心した子の気持ちを折る訳には行かない。よく見えないように小さな字で〝食欲不振による脱水〟とカルテの端っこに記入して、看護師に景気づけの点滴を指示した。

タイマグラ

――平成二七（二〇一五）年一一月一四日

「川井村の奥のほれ、タイマグラというところにオラァ生まれて、娘に呼ばれて釜石さ行くまでずっと居たんだ」

「今だからこそこっちに来て普通の生活だども、タイマグラに居た時ぁ、ちょこっと畑さ出てれば家ん中さ熊入ってきて炉端のものを食い荒らすし、鹿のヤツらせっかく畑の作物が育った頃に仲間で来て、根っこまで食い散らかす。あいつら手加減も何もあったもんでねぇ。夜は何ぼランプ点けても本も読めねぇ、もっとも本も見ることもなかったけんど。電気が通ったのは昭和の終わり頃だけんど、初めて電気コタツつけた時は、よくヘビが中入っていて中覗いて二、三匹引っこ抜いてから足突っ込んだもんだ。まぁとにかく何もなかったけんど、何一つの困りごともなかった」

「んだから、薬なんか飲まなくたってオラァ何でもねぇ!! 孫どもがうるせいし、先生も患者いねぇと困るべから来てやってんだ」

このバアさん、いつもと同じ悪態をついた後、おもむろに近くのスーパーのビニール袋から〝らくらくフォン〟を出して話し始める。

「オラだぁ、終わったから迎えさ来てけろ!!」

この会話を、私はここ数年診療の度に聞いている。

一人暮らし

――平成二八（二〇一六）年一月二八日

最近、病気で奥様を亡くされたYさん。意外と元気そうに外来を受診された。

「朝の四時、五時から、震災の時に宮古からもらってきた犬っこに起こされて散歩だし、まぁ犬っこも十四歳だからさ、オラといいくらいの歳だべし、気が合うっていうか……」

いつもの血圧を測りながらの話が続く。

「母ちゃんが亡くなって、自分で食事を用意するんだども、近くにいる娘が時々おかず持ってきてくれるしさ。食事の後片づけも、家のことも全部自分でやることになってしまったけんど、慣れればなんでもねえ」

「結構忙しそうですね」と私。

「そうなのさ。この間も近所の人が三浦わたるの歌謡ショーのキップ取ってきてくれて『ほれ、これはあんたの席だ』って言われれば行かない訳に行かねえしさ。一人暮らしも気軽でこれはこれで悪くねえし、あまり淋しくもねえもんだ」

診察をしている間中、Yさんの元気な話が止まることはない。

やがて診察が終わると「んだら、まず、また……」と言って、ほんの少し涙ぐんで鼻をグスグスさせながら診察室を出る。

ナンバー1

——平成二八（二〇一六）年二月二七日

颯爽と診療室に入ってきたY子さん。いつも季節の変わり目に咳が酷くなって、当院を受診する。今日は心なしか顔が変わって見えたが、お化粧前なのか眉毛が半分しかない。

「右の手首が痛くてさぁ、ほら、ちょっとグーにしただけで……あっ痛い！」

と小さく顔をしかめた。

「どうしたのさ」

「仕事でさぁ……お客さんに携帯メールを打ち過ぎたわけさ。指名多く取らないとヤバいからさ。私今のところ〝ナンバー1〟だしさ」

「〝ナンバー1〟？　そうなんだ……」

「ン？　先生、信じてないでしょ⁉　私は本当に〝ナンバー1〟なんだよ。今日化粧してないからだよ。ちょっと待って！」


と言ってY子さん、隣の診療室に入って暫くゴソゴソやってたらしい。診療の合間をぬってドアから顔を斜めに出した。

「ほら、化粧したらわかるでしょ？　〝ナンバー1〟なんだってば」

正直、私にはいつもの少し幼い顔立ちを残しているY子さんにしか見えなかったが、少しだけ大げさに驚いてみせた。

「やっぱり変わるでしょ。良かった。わかってくれて」


Y子さんはそのまま診療も終了せず帰っていった、と後で事務スタッフに聞いた。

空を見る人

——平成二八（二〇一六）年四月五日

Sさんは、私が訪問診療する時はいつも縁側に置かれた竹で編んだイスに腰掛けていた。小さなテーブルの上に広げられた『雲の図鑑』を見やりながらSさんが話し始める。

「先生、あれがウロコ雲ですよ。そろそろ秋ですな」

そう言われて手入れをされた庭の上に広がる空を見上げると、前回訪問時のモクモクとした雲は既になく、雲には全く無頓着な私にも夏の終わりが感じられた。

Sさんは七十八歳。食道癌の患者だが、すべての延命治療を拒否して在宅となった。確認したことはなかったが、教育関係の仕事に就いていたらしく、部屋の本棚にはそれらしき本が並ぶ。奥様によると、気分が良い時にはいつも同じ場所に坐って、『雲の図鑑』と空を交互に眺めて時間を過ごしていたようだ。

私は、お宅に伺う度に雲についての講義を受け、多少の知識を得た。

Sさんはそれからいくつかの季節を雲を眺めながら過ごしたが、次第に弱っていき、寝たきりで過ごす時間が多くなっていった。

「先生、今日の雲はどうですか？」ベッド上のSさんが私に問いかける。

「ほうきの先ですっと掃いたようなのが、西の方から流れているように見えますけど」と私。

「フーン、そんな季節になったんだね」とSさん。

こうして私が雲の様子をSさんに伝え、Sさんがそれに言葉を添える、という日々が続いた。

次の年の初めにSさんは亡くなり、私はといえば雲に関しては少々うるさくなった。

戦争

――平成二八（二〇一六）年五月二六日

米国滞在時、地元の小学校に通っていた息子が帰宅して言った。
「イスラエルから来た子に『学校の決まりとはいえ、お前は日本人なのに毎朝胸に手を当ててアメリカ国歌を歌うのはおかしい。僕みたいに机の下で手を握って下を向いていろ』と言われた」

私の研究グループは放射線診断技術の研究がテーマであったが、米国人のボス以下、インド人、韓国人、シンガポール人、香港人と私の計六人だった。あるミーティングの後、ボスがいなくなるや否や、インド人が部屋の鍵を掛けて真顔で言った。

「我々の国が力を合せれば米国を上回る核装備が簡単に出来る」

戦争体験があった私の父は私が生まれた頃、「もし、徴兵になるようなことがあったら息子の代わりに俺が行く」と常々母に言っていたらしい。

戦争をするということは、人を殺すということである。自分も含めて家族も傷つき、血を流すということである。少なくとも、外国では子供から大人までそう考えている。

政治家は世の大事を決める立場にはあるが、よほどの覚悟がなければ憲法改正を論ずる資格はない。

ばあちゃん

——平成二八（二〇一六）年六月三〇日

「ばあちゃん、わかる？　俺だよ！　こうへいだよ！　帰ってきたよ」

　ベッドの脇に座り込んだ孫のこうへいが、クニさんの白髪まじりの頭を指先で撫でながら呼びかける。

　金に染めた孫の頭髪とクニさんの白髪頭が時々交差し、部屋の隅に置かれたストーブの上のやかんがカタカタと鳴った。

「もっと早く帰って来たかったけれど、帰ってくる金が出来なくてさ……ばあちゃん、ごめんな、ごめんな……」

　十年ほど前、孫は何をするでもなく郷里でしばらくフラフラした後、何の目的もなく東京に出て行った。心配し、オロオロする家族の中で、クニさんだけは「なぁに、どこに居たって何をしてたって、元気でさえいればそれでいい」と言い続けた。クニさんは六人もの子供を授かったが、孫には恵まれず、こうへいはたった一人の内孫である。

「俺さぁ、いっぱしになって、『今これやっているよ』と、ばあちゃんに言えるようになってから会いに来ようと思ってて……」

と言いながら、まだ何者にもなっていない孫が、肩を振るわせて泣いた。耳のピアスが小さく揺れ、クニさんの手にポタポタと涙が落ちた。

「ばあちゃんいつも優しかったけど、時々俺が〝クソババア〟と言うと、〝クソガキ〟と言い返したっけね……」

取り留めもない話をクニさんに語り続ける。

二人が会って間もなく呼吸も止まりクニさんは静かになっていたが、孫とクニさんの会話が終わるまで私の出番はない。

夢

――平成二八（二〇一六）年八月二七日

八十六歳になったトシさんが話し出します。

「先生あのなぁ、おらぁ久し振りに息子の夢みたっけ」

息子さんは三十五歳で胃癌で他界しましたが、トシさんは六人兄弟の末っ子を失ったということになります。話は続きます。

どういうわけか、大きな運動場がいくつか合わさったような広々としたお寺の本堂らしきところに立っていたら、息子が小走りで駆け寄り話しかけてきたそうです。

「お母ちゃん、俺は今、仏様の近くに寄せてもらって、仏様のお手伝いのようなことをさせてもらっているから心配しなくていいから」

見れば周りはやや寒々とした季節なのに息子は裸足。きちんと洗濯したものを着てはいたけれどもやや薄手のように見えて、〝これでは寒いだろうに〟と不憫に思ったとのこと。

そんな息子が手に自分の息を吹きかけ吹きかけ話すものだから、ますます可哀想に思ったけれども、トシさんはその〝可哀想〟という言葉を飲み込んで、

「そりゃあ良かった。しっかり仏様にお仕えしなさいよ」と話すと、息子は「うん、大丈夫だ」と微笑んだそうです。

「ところで父さんはどこさいた？」

「ああ、向こう方で修行している。呼んできてやりたいけれども、俺はすぐ仏様の所に戻らなければならないから」

「いいよ、いいよ。父さんも元気であればそれでいい」

「じゃあ、俺は行くけど、お母ちゃんは俺のことは何も心配することはないからね」

と言って小さく手を振ると、駆け足で広くて霧がかかっている奥の方へ走り去っていったとのこと。トシさんは心から安心したようで、不思議と涙も出ずやっと気

持ちが解放された、というようなことを私に話しました。

これ以降トシさんが、外来で時々息子さんのことを話しても、暗い表情を見せることはなくなりました。なんでもトシさん、自宅の居間にある息子さんの小さなスタンド写真をはじめて、真正面から見ることが出来るようになったと後に聞きました。

ありがとう

——平成二八（二〇一六）年一〇月二五日

七十歳男性。病院側より癌のターミナル期と紹介されたあたりから、違和感のある家族関係でした。

聞けば、かなりの亭主関白で家族を顧みることもなく、退職後も身勝手な生活を貫き通した方のようでした。いかにも冷え切った夫婦関係、親子関係のように感じながら数ヵ月を過ごしました。

ある日の早朝、突然のコールあり。いよいよ最後の仕事になるかな、と思いながらまだ暗い道を患家へ向かいました。

「血圧が下がっています。朝までもたないかもしれません」と私が言うと

「ああ、そうですか」と少し他人事のように話しながら「覚悟は出来ています」

「本当にわがままな人で……。娘たちにも優しくない人でした」と奥さん。

しばらくして呼吸が止まり、一連の死亡確認作業を行なった後、御臨終の旨、御家族に伝えました。

奥さんは、いつものようにそっけなく「ありがとうございました」と私に礼を述べ、私は御家族に断りを入れて、茶の間で死亡診断書を書き始めました。

しばらくして、突然叫ぶような慟哭が耳に入りました。驚いて振り向くと、ベッドに横たわった御主人の御遺体に取りすがって、大きく体を震わせる奥さんの脇に、立ちつくす娘さんたちの姿がありました。御主人の浴衣の胸ぐらを摑み、ゆすりながらの激しい悲しみでした。

「私は十九で沢内から出てきて五十年間、あんたと居て楽しいことなんて、ただの一つもなかった。あんたは身勝手なことばかり、私は毎日毎日泣いて暮らしていた。子供が出来たって何も変わらなかった。早く別れて沢内に帰りたいとばっかり思い続けていた。でも、でも……。今あんたが死んでみてわかる。あんたと一緒になってよかった。今まで幸せだった。ありがとう……ありがとう……」

あの患者さんと奥さんの間に何があって、何が大きく変わったのかは、私には今もわかりません。ただ、〝死〟という誰にも訪れる出来事が、夫婦そして家族に何かを残していったことは確かなようです。

ゆでたまご

——平成二八（二〇一六）年一一月二九日

滝沢のはずれ、自衛隊駐屯地にほど近い一見バラックにも見える長屋住宅のほぼまん中に私の向かう患家がある。トタンで打ち付けられた引きドアの表に、ぶら下げられたボール紙が風ではためいていた。降り始めた雪の中近づいていくと、何やら黒いマジックで文字が書かれている。

『先生ここです』

昼下がりにしては暗い部屋に入ると、隣家とは幾層かのベニヤ板で隔されているだけのようで、壁四隅は少々ゆがみ、窓際からは北風が容赦なく部屋に吹き込んできた。

「調子どうですか？」私の問いかけに四十歳を過ぎたばかりの独身一人暮らしの男性のSさんは、癌末期特有の痩せこけた躰で答えた。

「まあ、なんとか。先生、外は寒かったべ。まず、ゆでたまご食べてけろ」

と私に器を差し出した。部屋の暗さに目が慣れてくると、フチが欠けて使い込んで黒ずんだごはん茶碗の底に、冷えきってやや色の変わったゆでたまごが一個ころがっていた。

私はそれをほおばりながら、あれこれと診察を始めた。無理してコートは脱いだもののビニール敷の床が冷たすぎて靴下の裏がかじかんだ。

「春まで病院にもどろうか？」という私の問いかけに
「俺、ここでいいよ」とSさんは笑いながら答えた。

ストーブの火の始末を注意し、ゆでたまごの礼を言って帰ったが、なぜか心の奥まで冷え込んだような気がした。

結局これが最初で最後の往診となり、数日後、午後の多少明るい陽差しの入りこんだその部屋で、私は死亡診断書を書いた。

「先生が、俺のゆでたまご食べてくれてうれしかった」と言っていたと、後で看取りをした訪問看護師から聞いた。

金のブラジャー

――平成二九（二〇一七）年二月二一日

クリニック近くに住んでおられたSさんが亡くなった。百歳まであと数日というところだったが、大家族の見守る中、眠るかの如く静かに息を引き取った。

在宅で診ている間、左乳房がみるみる間に腫れ上がり一度は乳癌の診断を受けたが、紹介先の病院での化学療法が功を奏して病巣は内部に固さを残したものの、歳に似つかわしくない見事な乳房の形をわずかに変えただけだった。Sさんの人生にとって乳癌は些細な出来事の一つに過ぎなかったのである。

私が訪問して聴診する際には、いつも聴診器を持つ手の半分が乳房の下に隠れるほどだった。「Sさん、いつもながら立派なおっぱいだな」と、私が乳房を褒めたたえるとSさんは決まって恥ずかしそうに「へへへ」笑ってくれた。

いよいよ百歳に近づいたある日、私は「百歳になったら〝金の乳バンド〟をプレゼントする」と約束したが、Sさんはやはり「へへへ」と笑うだけだった。


Sさんはこの地域の歴史を見てきた人である。

「戦争が終わった後だって、誰かが病気になると部落の人が病人を戸板に乗せて盛岡の病院に引っ張って行ったもんだ。けっとも、よく途中で亡くなってしまってそのまま引きずって帰って来るもんだっけよ」

「隣のMちゃんは器量が良かったから盛岡の色街さ売られたども、オラはめんこくなかったから身売りされなかった……ハハハ」

「でもばあちゃん、おっぱいおっきかったから危ないとこだったな」と私が言うと大笑いして上の入れ歯がガタッと落ちた。

いつもニコニコとした笑顔で私たちを迎え入れ、貯めた年金を孫にくれてやることを最大の楽しみとしていたと、家族が言っていた。

今でもSさんの家の前を車で通り過ぎるたびに、〝金のブラジャーなんて何処で手に入るかわからないけれど、やっぱり百歳になる前にやっとくべきだったかな?〟と思ってみたりする。

おまえのせいで

――平成二九（二〇一七）年五月二五日

我が家のペット、チワワ。オス。年齢不詳。

ペットショップで長く売れ残っていたのを息子が引き取った。生後三ヵ月ということだったが、どう見てもかなり大きかった。

人間を怖がってプルプル震えていたので名前は〝プル〟。幼かった頃は、朝になると息子を起こしに二階まで一気に駆け上がっていったものだった。

昨夜、横目で見ていたらソファーから飛び降りた時に確かに一瞬転んだ。何事もなかったように振り返って私を見たが、私は見逃さなかった。確実に足腰が弱ってきたのである。何しろ我が家に来てから十一年、人間で言えば明らかに中高年の域に入る。顔面の毛は白いものが目立ち、腰まわりはフットボールのように丸々と太ってきた。いわゆる中年太りだと私は思っている。

それでも外見は明らかに子犬の域であるため、当院の若いスタッフは「可愛い!!」といって無理に抱っこしたり、犬用ビーフジャーキーを与えたりする。エサが欲しいばかりに可愛いフリをしているが、人間に抱かれることが心底嫌いな性格であることを私は知っている。時折女性に抱っこされながら、私の方を見て〝うらやましいだろ。ン?〟と言っているように私には見える。

お前は散歩に連れて行くと、気に入ったメスには尾っぽをふり、気に入らないとガオーと凄み、時には片足を上げてオシッコをすると見せかけて、実はウンチをしたりする珍芸を披露してまわりの失笑を買うというテクニックもみせる。

最近は、獣医に連れて行ってもメタボを指摘され、飼主にも責任があるとチクリと言われ、挙句の果てに、エサを頻繁にねだるお前をたしなめるついでに、家内が私の腹を見やりながら「あなたもまったく健康管理が……云々」と私まで説教される始末。

そんな時もお前は、横目で〝ざまあみろ〟と言った目つきをしているように見える。いや、している。

折りに触れ、私はこいつを抱き上げ顔を見つめながら「お前だっていつまでも可愛いフリは出来ない時が来るぞ」と意気がる毎日である。

いわて医師協だよりNo.80（平成二三年一月発行）より

尿道結石

——平成二九（二〇一七）年四月二四日

我が家のペット、年齢不詳のチワワが突然ぐったりとし、食事も摂らなくなった。年齢不詳というのは、ペットショップで長いこと売れ残っていて、血統書の生年月日と体格がつりあっていないように見えたものだから私が疑いを掛けたのである。この年齢詐称と思われる犬を我が家で飼い始めてから少なくとも十七年は経っている。

休日になるのを待って、かかりつけの獣医さんに連れて行った。尿道結石で石がつまっておしっこが出ていない状態だという。確かに腹がプクーと膨れて鼻先は乾き、いつもの生意気なエサよこせコールもない。とりあえず膀胱に針を刺しておしっこを外に出してもらったが、高齢のためかぐったりとしてほとんど動かなくなった。尿道に細い管を入れてはもらったものの、獣医さんが気の毒そうに「今晩もたないかもしれません」と言った。ということはもうダメなんだろうと私は理解し、この犬が唯一御主人様と慕う東京の息子と、ほとんどこの犬を抱っこしたことのない家内に連絡を入れた。「最期は側にいてやろう」

その数時間後、盆も正月もろくに帰って来ず、自分の頼みごと以外は私のメールにも反応のない息子が突然帰省し、居間に毛布を敷くと付きっきりで、尿道の管から漏れ出るおしっこの色と量を観察し、点滴量をチェックし、わずかに欲しがる餌をスプーンで口に運んでやった。

私は、週末にかけて東京に出張していた獣医さんに何度かメールで近況を報告し、指示を得てそれを息子に伝えた。

夜遅くまで懸命の看病が続く中、家内は黙々とネットで何かを調べていたが、言ってはいけないと私が思っていた一言を息子に投げかけた。

「盛岡に動物霊園って結構あるみたいよ」

少し涙ぐみながら母親を睨みつける息子に私が思わず聞いた。

「お前は俺がこんな風になったらやはり東京から数時間で駆けつけてくれるか？」

「それとこれとは別だ！」と息子が怒鳴った。何がどう別なのかすぐにはよく理解出来なかったが、なんとなくわかった。

こうして嵐のような数日を過ごした後、愛犬（？）は奇跡的な回復をみせ、獣医さんの「よかったですね」の言葉を受けて我が家の緊急体制は解除された。

息子は東京に戻り再び音信不通となり、家内は家中を走りまわる犬を日に数回は「ハウス!!」と怒鳴りつけ、当の犬は私に向かって〝早くエサを出せ〟だの〝トイレだから外に出せ〟だのと吠えまくり、うなり声さえ上げる。そして私が仕方なくそれに従うという日常が戻ってきた。

追記
あれからはや五年が経った。予想通り目がやや白くなり毛も薄くなった。先日は尿道結石とやらで、もうダメかと思われるような状態になったが、しぶとくも回復した。相変わらず外に向けては可愛いしぐさを振りまいてはいるが、私は騙されない。

研修医の頃

——平成二九（二〇一七）年六月二二日

「先生、なんとかあと一ヵ月、いや二週間でいいから……」

回診も終わり看護師詰所（当時はナースセンターとは言わなかった）に戻ろうとした私に、半年ほど前から私が主治医を努めていた患者Yさんが手を合わせて何度も拝むように頭を下げた。

Yさんは八十代前半の女性で、入院病名は腰痛と慢性胃炎。どういったいきさつで入院したのかはわからないが、私が研修医になった頃は、地方の病院では冬期間だけ入院し雪が解ける頃になると退院する、いわゆる越冬部隊と称する患者さんが数名入院していた。

「困ります。ここは県立病院です。Yさん以外にも入院を待っている人が何人もいます。次の患者さんのためにベッドを空けて下さい」

と私は毅然と答え、頭を下げ続けるYさんを背に病棟を出た。医局に帰って、以前にもYさんを相当していたことのある指導医のS先生にその旨報告した。先生は「そう……」と答えただけであった。

その患者さんが退院して一ヵ月ほど経った頃、S先生に言われた。

「この前退院したYさんが亡くなったそうだ。これから御自宅に死体検案に行くから」

昼休みを利用して、白衣を着たままタクシーに乗り込んだ。病院のある市内からかなりの距離を走って、立派な門構えの大きな農家に着いた。家人に案内されて玄関から居間、仏間、次の間、さらに奥へといくつかの部屋を通り抜けた。結局この家の祖母である患者さんは、畳の間を通り抜けたその先の土間に寝かされていた。冬のものとは思えない薄い布団に、夏掛けを頭まで被せられていた。

側で走り回っていた小さな男の子に尋ねた。

「おばあちゃんは死んだからここに運ばれたの？」

「ううん、病院から帰って来てからずっとここ」

患者さんの頭のすぐ上で紐で吊るされた裸電球が揺れていた。

帰りのタクシーの中で、打ちのめされたように黙りこくった私に、S先生が誰に言うともなくつぶやいた。

「こういうこともあるんだよな……」

私が医師としてスタートを切った昭和五六年、もうすぐ春になろうとする頃の地方病院の出来事である。入院期間の短縮による医療費抑制が、国を挙げての政策となることなど想像もしなかった頃の話である。

墓参り

――平成二九（二〇一七）年八月二六日

盆休みを利用して、年に一度のお墓参りに行ってきた。実家のお墓は小高い山の上にあって、子供の頃は雨になると滑りやすい泥道となった。母親に「滑るなよ。縁起が悪いから」と言われながら登った記憶があるが、なぜ縁起が悪いのかその理由は今もってわからない。

子供の頃には苦労して登ったその坂道も、今はきれいに舗装され墓地横の駐車場まで車で数分で上がれる。

久しぶりの墓地はきれいに区画整理され、黒々とした大きな御影石で作られた墓が、さまざまな付属した構造物とともに敷地いっぱいに張り出している。昔の不規則に並んだ中小の墓は、ほとんど見られない。私の家の墓は、雫石の川石を切り出した灰白色の墓石が台座の上に一本のっただけの極めてシンプルで小さいものだが、我が家のお墓の横にあった小石を地面に埋め込んだだけの小さな墓のあった場所がわからない。区画整理がなされた時に、一緒に整理(?)されてしまったのだろうか?

以前、母親が「どこの誰だかわからないが、小さい石だから乳飲み子でも亡くなったんだろう」と、いつも少しの水と数本の花を手向け、私たち兄弟も一緒に拝むように言われて毎年手を合わせてはいたのだが…。時間とともに何かが整理され私の記憶から消えていくのだろう。そう言えば、この坂を一緒に登った両親も弟も今はもういなくなった。

墓地北側の杉林の奥で、季節外れのウグイスが鳴いていた。

くつ箱

――平成二九（二〇一七）年九月二六日

中一の長男が興じるゲーム機のピコピコという音が鳴り止まず、高一の長女は同じように携帯をいじり続けている。私が往診に来てからもう小一時間も経つのに、二人の視線はこの子たちの父親である患者さんに向けられることはなかった。

その家は市営アパートの三階にあって、玄関のくつ箱には使い古したいく対かの古びた子供靴が、子供たちの成長に合わせたかのように小さなものから順番に並べられており、私は往診の度に気になっていた。

この家に一人暮らしだった患者さんは、まだ若く四十代半ばといったところだろうか。自ら望んで癌に対してありとあらゆる治療を行ったが期待通りの結果は得られず、まだ心残りはあったものの病院側から強く緩和医療を勧められ在宅となった。以前は、女性向けの洋服屋をやっていたとのことで、壁に掛かった上着も洒落たもののように見えた。子供たちが小さい頃に離婚しており、ほかに身寄りはなかったが、有り難いことに前妻がかいがいしく身の回りの世話をしてくれていた。子供たちのそっけない態度は、母親としても気になっていたようで、「躾に厳しかったことはともかく、母親である自分に対する父親の乱暴な態度が子供たちには許せなかったようだ」と説明された。最後の別れということで、幼い頃の記憶が残る自宅に、嫌がる子供たちを無理に連れてきたとのこと。

やがて呼吸の間隔が短くなり、緩和を目的とした治療のせいもあって、患者さんは特に苦痛もなく静かに息を引き取った。

私は亡くなったことを確認し、母親が子供たちに父親の死を短い言葉で伝えたが、それでも二人がゲーム機、携帯から目を離すことはなかった。死亡診断書を書き終えた後、私は何とも言えない気持ちとなり、手を休めることのない子供たちに話しかけた。

「いつも気になっていたんだけど、くつ箱に男の子と女の子の靴が小さいものから大きいものまでいくつも順番に並んでいるよね。お父さんがやっていたのかな?」

お互いに顔を見合わせる子供たちを残して、私は母親に挨拶をして玄関を出た。ドアに背を向けて数歩歩いた時、最初に男の子の大きな泣き声が聞こえ、姉と思われる子の泣き声が続いた。余計なことをしてしまった。あの子たちには、あの子たちなりの理由があって父親とあのような別れ方を選んだに違いない。私のやったことは、いったいなんだったのだろうか。そう思ったら階段を降りる足が重くなった。

長寿

――平成二九（二〇一七）年一〇月二四日

敬老の日、前日の外来。

「オラァ何としても百五十歳まで生きねばなんねえ」とヨネさんは力を込めて言い放つ。

「なんぼなんでも百五十歳は無理だと思うよ。聞いたことないしさ」と私。

「先生がダメだと言うならしかたねぇ。百二十歳で負けとく」とヨネさんは引かない。

「だから、百二十歳も実際かなり難しいと思うよ。ヨネさん血圧も高いし糖尿もあるのに、ダンゴでもお菓子でも食べ放題でしょうが」

「わかった、そこまで言うならとりあえず百歳でいいから先生がんばってけろ」

ヨネさんと私の会話はまんざら笑い話でもなく、日本人の寿命は延びに延び、一説には日本全国で九十歳以上の老人が、二十六万人ほどいるという。以前は百歳を越えると、お祝いに駆け付けた市長さんと記念品を持って、岩手日報あたりににこやかに載っていたものだが、最近はそんな記事は見ない。

私は岩手県の奨学生だったので、昭和五六年、一関の磐井病院で研修医としてスタートを切った。当時は明治生まれの人も普通にいて、病院の廊下を床にアゴが付きそうなほど腰を曲げて歩いていたものだった。最近では八十歳、九十歳の高齢者でも腰を曲げて歩いている人はほとんど見ない。体力面では明らかにここ数十年で、日本人の健康と寿命は改善してきた。

ヨネさんの死にたくない理由にはあまり方向性というものが認められないが、まぁそれはそれとして確かに我々の好むと好まないとにかかわらず、うっかりすると百歳までは生きてしまう時代なのである。つまり、定年後四十年ほど生きていくことになるということであり、当然老後の生活のあり様も以前とは大きく変わってくる。

ヨネさんの話は続く。

「北朝鮮のミサイルだって、いつ飛んでくるかわからねぇ。キムのヤツ（北朝鮮のキム・ジョンウンのことらしい）何考えているんだか？」

「おらほの孫だってまだ結婚してねぇ。死ぬ訳にはいかねぇ」

「先生もここの借金まだ返してねえべ？」

「……（よけいなお世話である）」

ヨネさんの話はとどまることがない。

「先生だってテレビさ出て、名医とか言われてみてがべ？」

私は別に名医と呼ばれたいわけでもないし、呼ばれたこともないが、少なくともヨネさんより先に逝かないように、気を付けようとは思う。

おだつな

——平成二九（二〇一七）年一二月二八日

その場におよそ相応しいとは思えない言葉に、会場が一瞬静まり返った。宴も終盤にさしかかり両家代表の挨拶でのことである。新郎の父親は出席者に型通りの謝辞を述べた後、息子である新郎の側を向いて予想外に強い口調で言った。

「お前にこの場ではっきり言っておく！　おだつなよ！」

〝おだつな〟とは仙台を中心とした宮城県の方言で〝調子に乗るなよ〟〝いい気になるなよ〟といった意味だと中学・高校を仙台で過ごした私は理解している。

新婦は当時私が医局長をしていた大学の秘書（いわゆるラボさん）で、新郎は私の高校・大学の後輩で多少知っていたこともあって私も招待されたのだろう。

父親は一代で築いた宮城県北部の病院長で、新郎はその次男という家柄である。

式は仙台ホテル（もう閉店したらしい）で行われ、仙台フィルハーモニーの室内楽に始まる、予想通り豪華なものであった。


父親の息子に向けた言葉は次のように続く。

「私はすべてに恵まれて何の苦労もなくここまできたお前が心配でならない。これが自分の力だと勘違いはするな。お前にもう一度言っておく。おだつなよ！」

ここまで言って父親は我々側に直って言葉を続けた。

「どうぞ本日御出席の皆様、これからは息子の耳に痛いことだけを言って頂きたい。私からの心からのお願いです」と言って深々と頭を下げた。


どういう訳か最近この言葉をよく思い出す。私も年齢を経て、何かとまわりに持ち上げられることが多くなったような気がしないでもなく、自分でも少々〝図に乗り過ぎてるのかな？〟とふと思うことがある。そんな時〝おだつな〟という後輩の父親の凛とした声が私の頭の中を駆け巡る。

第二章 2018-2019

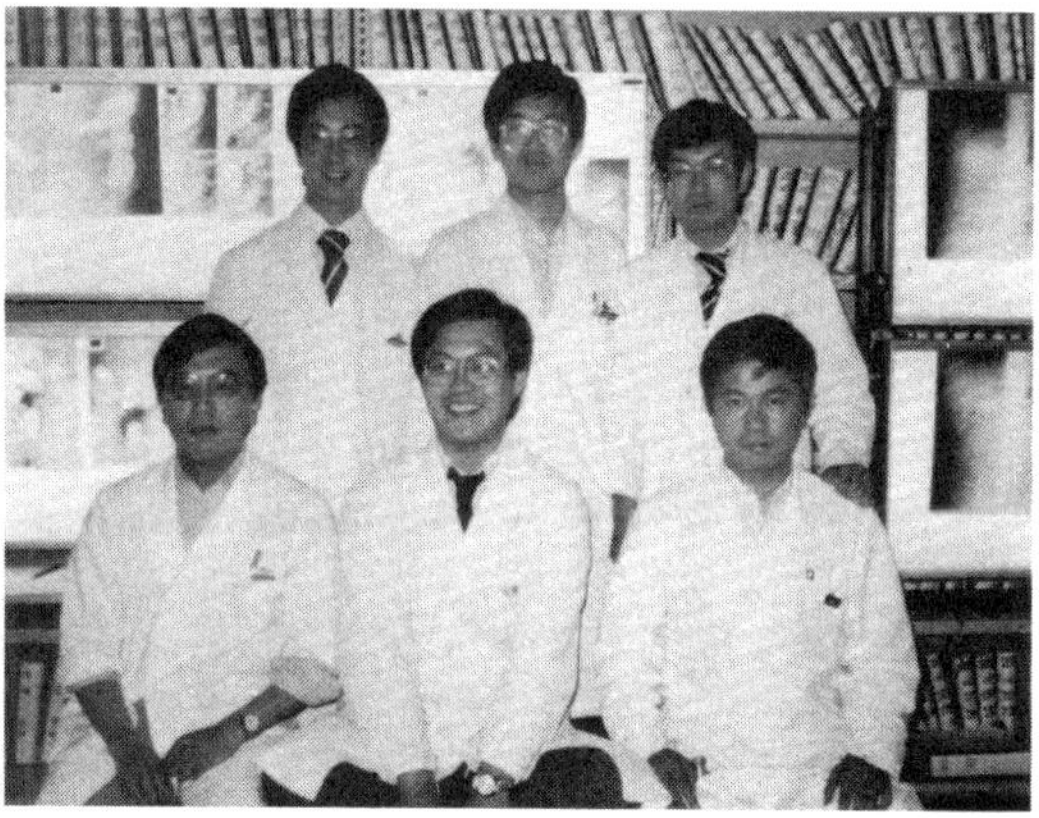

たぶん大学5年生。白衣なんぞ着ているが卵にすらなっていなかった頃。〔編集部註：前列中央が著者〕

カルテ

——平成三〇（二〇一八）年一月二七日

平成一二年　一月　初診。まずここさ世話になることにした。よろしくな。
　　　　　　　　　今月いっぱい東京さ行く。クスリけろ。
　　　　　二月　東京と釜石さ行ってきた。血圧のクスリは春になってからでいい。
　　　　　四月　姉の亭主の十三回忌だ。東京さ行ってくる。食事療法？　まず忙しいからそれは後の話だ。
平成一三年　六月　川井でフキ取りしてクマと出会い頭に会った。二、三メートル先にいた。

（本当かねぇ近すぎるよ）

まず、ほんとうだ。信じねばそれでいい。

一〇月　前回の戦さで日本はアメリカに負けたらしいが、ほんとだべか？

（……本当です）

一二月　年末年始は盛岡に居る。十五歳からタイマグラ、二十歳から川井村。

（サトさんの好きな居場所は？）

平成一四年　七月　①川井村　②盛岡　③釜石　の順だべな。

両膝と左肩が痛い。この間のクスリさっぱりと効かねえ。塗るやつけろ……。

（背中に発疹。これ帯状疱疹だよ……）

平成一五年一一月　川井の雪止め、水止めまだしてねぇ……気になる。タイマグラでオラァ保健推進委員やってらもんだ。

平成一七年　四月

（少し体重減らしてね、食べ過ぎ）

ヘビは自分でやっつける。赤ヘビ……まむし、これは×　青ヘビ……殺虫剤スプレーかけてやる。ヘビが〝キャーキャー〟言って（？）逃げるども捕まえて焼酎のビンに入れるのさ……

川井村に帰りたい。

（来週内視鏡予定ですから）（便潜血早く出してね）

平成二三年　三月

おらの娘、釜石で津波で流されてしまって……。

真冬の水だもの寒がべなぁ。かわいそうなことした（泣く）。

少しカゼ引いた、クスリけろ。

一二月

先生、おらのクスリ全部ゼネリック（……）にしてけろ。

（既にそうなっています）

平成二六年　二月

釜石には行けなくなったな。ヒザ痛くてバス乗れねぇ。

……先生クスリなくした。

（今月二回目だよ）

平成二八年　二月〔在宅となる〕時々タイマグラ思い出す。ベゴ飼ってた時はクマにベコ取られたもんだ。
（すごい話だね）

平成二九年　九月　頻回の排尿あり。少量の出血。家族に病状及び認知症の症状の進行について説明。↓明日よりショートステイ

平成二九年一二月　某日。夜間にドクターコールあり。少しイビキをかきながら寝ている。体全体が冷たくなっている。

対光反射も鈍い。いわゆる脳卒中か。

深夜、家族が見守る中、永眠。サトさん、大正生まれ九十三歳と四ヵ月。

外に出ればキンキンに冷えた夜空に月。

さくら

——平成三〇（二〇一八）年三月三〇日

厳しい冬を通り過ぎて世の中が何となく春めいてきた。私はあまりさくらが好きではない、と言うより「さくらの咲く頃」がどうしても好きになれないのである。

もう何十年も前の話になるが、私は大学浪人となることが本決まりとなり、横浜日吉の学生会館から東京中野の安アパートに移り住んだ。まだ引っ越し荷物も片付かない頃、仕事で上京しているという父親から電話があった。「今、上野にいる。出てこい」

新幹線の通っていなかった当時の上野は、駅から続く地下道があって道の両側に帰省帰りの客を当て込んだおみやげ屋が立ち並んでいた。私はその間に入り込んだいわゆる大衆食堂に連れていかれた。

「何でも好きなものを食え」というからカツ丼を頼んで物も言わずに食べている私に父親が聞いた。

「ところでお前は何浪目だ?」

「一浪目だ」と多少ムッとした私に父親がたたみかけた。

「見栄はるな。二年目か? 三年目か?」

思えば小学校の四、五年の頃から、あたりが春めいてさくらの咲く頃になると父親は私に「何年生になった?」と毎年訊ねるのだった。これは私が大学に入ってからも続いた。

まぁ当時の父親の多くは、外に出て働くばかりで子供の成長などに目を向ける余裕がなかったのかもしれないが、それにしても毎年である。父親からいくらかの小遣いを受け取って上野の地下街の階段をのぼり、上野の広小路に出ると公園のさくらがまぶしく目に入り、田舎では見ることのなかった大勢の人々のうごめきとこの季節独特の陽気に一瞬目が眩んだ。

不忍池のさくら並木を、新入生とその親であろういく組かとすれ違いながら歩くと〝いったい自分はこれからどうなるのだろうか？〞といった不安と、父親でさえ自分のことをわかってくれてないという淋しさとやるせない気持ちが入り混じった。

今年もまた私はクリニックまでの通勤路として、国立盛岡病院前のさくら並木を通り過ぎるのだが、どういう訳かこのさくら並木は、私にとってどんなさくらよりきれいに見えて、唯一私が素直に楽しめるさくらなのだ。

この通りを車で通り過ぎる時、かつての父のあの質問は、父が息子の成長を喜んだり、浪人して挫折している私を少しでも慰めてやろう、という父特有の少々屈折した思いやりだったのかな？と。

そう言えば、私はさくらが以前ほど嫌いでなくなったような気がする。

三秒ルール

――平成三〇（二〇一八）年五月二六日

テーブルに落とした患者さんから頂いたお菓子を私が拾って食べると、若いスタッフが少し驚いた顔をして言う。

「三秒ルールだから大丈夫ですよ」

「それ何のこと?」

「〝三秒以内ならテーブルに落としたくらいなら食べてもいい〟という子供のルールです」

一秒だろうが三秒だろうがテーブルに落とせば雑菌は付く。

小学生の頃、お祭りや運動会の終わった後、その辺に落ちていたお菓子の箱に残っていたものを〝ラッキー！〟とばかりに食べていたのを見つかり、成績通知表の家庭通信欄に「拾い食いをさせないで下さい」と担任に書かれた私は、そんなルールは端から気にしないし認めない。私の世代は、床に落ちて多少バイ菌が付こうがかまいが食べても問題なんてある訳がないと考えている、と思う（私だけか？　少し不安）。

雨の日、運動会の練習が急遽運動場から体育館（当時は講堂と呼んでいた）に変更となり、出し物である東京音頭を輪になって踊っていた時のことである。

「先生、よしお君のズボンの裾から白いヒモのようなものが出ています」と誰かが叫んだ。

すぐに走ってきた担任が言った「ウーン、寄生虫だな！」

「寄生虫って何ですか？」と私たち。

「まぁ腹の中の虫だ」と先生が言った。

以後しばらくの間、よしお君は同級生たちに〝ムシオ君〟と呼ばれていた。

こんなことは私の小学校時代には日常的にあって、小学校の帰りの反省会で「今から名前を呼ばれたものは帰る前に職員室に寄りなさい」

そして呼ばれた者は、一列に並んで寄生虫の駆除剤を先生が見ている前で飲まされる。当然のことながら毎年のように私の名前も呼ばれる訳だが、ある年気の弱そうなクラスメートの便と自分の便を力ずくで交換して提出したら、やはりその年も呼ばれた。後でそのクラスメートに散々悪態をついたが、今となっては申し訳なかったと思っている。

そもそも日本では、戦後の公衆衛生環境のめざましい改善に伴い、児童の寄生虫は激減し、最近の医学部の講義も寄生虫に関するものは少なくなっていると聞く。

そして、子供たちの体の中から寄生虫が消えるのと引き換えに小児喘息を患う子供の数は急激に増加し、今や小児のみならず成人の喘息患者も増加を続けている。寄生虫と喘息は共通の免疫抗体だかなんだかを有していて、寄生虫が少なくなると同時に喘息に対する免疫力も低下した、というのが最近の医学的解釈らしい。

何から何まで清潔であることが良いとは限らない、ということである。

という訳で、今日も私は〝三秒ルール〟なんて関係のない生活しているし、「そんな話をしていると患者さんが減るわよ」という家内の声など無視して、ズボンの裾から回虫を出していたクラスメートのよしお君（別名ムシオ君）を我が同志として強く擁護するものである。

セミの通り道

——平成三〇（二〇一八）年六月二八日

滝沢市の北側、国道から脇道に沿ってだいぶ行くと黒々とした木々に包まれた森の中、ポツンと空いた平地にIさんの家がある。まわりはむせ返るような真夏の草と木々に囲まれ、日中はその数などわからないほどのセミの鳴き声に包まれる。

Iさんは九十歳を越えても特に大きな病気はなかったが、誤嚥性肺炎を繰り返し、口からの食事摂取がほとんど出来なくなっていた。

入院先の病院で「家に帰りたい」との意思を強く示され、CVポート（埋め込み式の点滴装置）や胃瘻の造設をすべて断っての在宅治療への移行だった。栃木県出身だったIさんはいくつかの土地に移り住んだ後、当時の滝沢村営林署の開拓募集に応じて入植したらしい、と息子さんから聞いた。

当院外来でのCTを含む全身検査でも特に大きな問題点は見られず、在宅治療の説明をさせて頂いた際には、車イスに座りながらで言葉は多少弱々しかったもののしっかりとした受け答えであった。

小高い山を背負った庭はほどよく手入れされ、玄関に至る前庭の手前に梅、奥にもみじが自然に配されていた。家を取り囲むように広がる庭の一部に、明らかに刈り残されたと思われる、飛び抜けて背の高い雑草の群れが見える。

往診の帰り際、庭の一部に雑草が刈り残されている訳を息子さんに尋ねると〝セミの通り道〟だと言う。庭の下にある田んぼ周りの土地から、十数年の年月を経て地上に出てきたセミが、羽化するために庭奥の森林に迷わず辿りつくまでの通り道とのこと。Iさんが入植した頃から始まり、息子さんの代になっても続けているとのことだった。初めて聞いた話であったが心に残った。

その後Iさんは次第に弱くなっていき、往診時の私の「苦しくないですか？」との問いかけに、目を閉じたまま頷くだけではあったが「大丈夫」とはっきりと意志を示してくれた。

そのＩさんが、お盆の入りのその日旅立たれた。日中あれほどさわがしく響き渡るセミの声が全く聞こえない雨降りしきる夜半に、御家族と一緒にＩさんをお見送りした。

「旅立ってから向こうの世界に続く道があるかどうかわかりませんが、Ｉさんが道に迷うことはないと思います」と息子さんに言ったら、少しだけ微笑んでくれた。

夜が明ければ、またいつもの気の遠くなるようなセミの鳴き声で、庭中が埋め尽くされるのだろう。

名医の条件

——平成三〇（二〇一八）年七月二六日

最近の健康指向の高まりを受けて、テレビ・新聞・雑誌では健康に関する話題で持ちきりで、夜中のテレビはそういった商品を扱う通販番組のオンパレードである。その中で〝名医〟と称する医師が頻繁に出演するようになった。そのたびに私は自分のことでもないのに、何故か気恥ずかしい思いをするのである。〝名医、名医ってそんなこと言われてどうすんのさ……〟と。

患者の訴えに耳をかさない先生。

一関の県立病院での研修医時代、私は週に一度隣町の小さな診療所に応援診療に行っていた。そこに定年をはるかに過ぎた高齢の先生がいらした。入院患者もほとんどが高齢で特に大きな病気のない、いわゆる生活入院患者（当時多かった）であった。

回診についてまわると「先生、腰が痛てぇ」と患者。「オラだって痛えけどオメはまだ寝ていられるから楽なもんだ」と先生。「先生、最近目が見えなくなってきた」「少しくらい見えない方が都合がいいってもんだ」とか言ってまわる。不思議なことに部屋中が「ハハハ」と笑いに包まれながら回診を終える。「それでも何か言ってくる時は本当に具合悪い時だ」と先生の説明あり。

呼吸器外科の先生。

肺癌患者に手術の説明会。患者さんと家族、担当看護師、放射線科医として私、そして手術担当をする副院長の先生。先生は普段でもニコニコして温和な方であまり多くを語らない方であった。

初めに私がＣＴ等の画像診断の説明をし、次に手術について先生がお話になる順番なのだが「何かお聞きになりたいことがあればどうぞ」と言ったきりそれ以上何もおっしゃらない。長い沈黙が続き、患者がポツポツと手術への不安を訴え始めると、ただ相づちを打つだけでニコニコしている。そのうち患者側は「お任せします」と言ってなんとなくその会は終わる。いつもこのような調子であったが、患者側から不平不満の声が聞かれたことは一度もなかった。今ならインフォームドコンセントやらで細々と説明するのだろうが、それを超える医師への信頼、ということだったのだろうと私は思っている。

私たちの医師会の大先輩。

私は直接お目にかかったことはなかったが、突然の訃報があり医師会の代表としてお葬式に参列させて頂いた。先生は早くに奥様を亡くされ、雫石の小さな診療所に住み込みで長く地域の医療をお一人で支えておられた。ある朝、奥にあった自室から診療室に続く廊下に、これから診療を始めようと思ったのだろう白衣を着たまま倒れ込むような姿で亡くなられていたのを、いつものように出勤した看護師に発見された。

小さなお寺で家族だけと思われる数人と私と医師会の事務局長の十人程度の小さなお葬式。小春日和のポカポカした光の差し込む本堂で息子さんが御尊父の思い出をトツトツと語ると、隅のストーブのやかんのフタが時々パカパカともちあがり、湯気が時々シューと噴き出た。小さなご葬儀ではあったが、最後まで医師であろうとした先生の最後の姿に心を打たれた。

〝名医〟の実体はその医師としての生き方の中にあり、後に世間の人はそれをみてその医師を〝名医〟と評価する。

グローブ

——平成三〇（二〇一八）年八月二五日

小学校時代のこと、叔父から土産にもらったグローブを失くした。当時はまだ珍しかった少しピンクがかった牛革製で、毎日枕元に置いて寝るほど大切にしていたが、うっかりグランドに忘れてきた。夜中に父親に頼んで学校まで行って懐中電灯で探してまわったが見つからなかった。

しばらくして、悪友のパーマ屋（現在の美容院）の勝次が言った。

「ひょっとして、山崎のやつ持っていったんでねえ？　あいつじっと見てたし」

小さな疑いが、決して賢いとはいえなかった私の頭の中で大きくなった。

山崎君は隣の炭鉱町に住んでいて、その部落の子は小四になると分校から本校である私の学校に編入することが当時の習わしだった。

町外れの神社の裏山を、藪をかきわけながら四〜五㎞の道のりを歩むと、山崎君の住む部落の道にヒョッコリ出た。

道で出会った人に教えられたとおりに歩いて行くと、山崎君に偶然会った。背中に赤子を背負い、両手にそっくりな顔をした双子の妹の手を引いていた。今にして思えばいわゆる子守りをしていたのだろう。

「山崎、俺のグローブ取ったべ?」

「おら知らねえ、取ってねえ」

山崎君は困ったような、そして悲しそうな顔をして答えた。

この後の記憶は定かではないが、しばらくして雨に打たれてゴワゴワになった私のグローブが見つかった。バックネット裏の草むらにあったらしい。その非を私は山崎君に謝ることもなく長い時間が過ぎた。そしてその出来事は、その後も喉元に突き刺さった小さなトゲのように私の辛い記憶として残った。

研修医となって初めて給料を頂いた。帰省時に仏壇に供え親孝行のつもりで母親に使って欲しいと申し出た。母親は「ありがとうね」と言うとすぐに、欲しい家具があるからこのお金で買いたいと言う。

母の案内で町はずれのとある商店の前に着くと、真新しい看板に『山崎家具店』と書いてある。店に入ると小柄だがしっかりした体つきの男が振り返った。「おっ！邦ちゃん（私のことである）しばらく！」真っ黒い顔に白い歯が笑った。母は店中を歩きまわり、およそ必要とは思われないような家具を、実に私の初任給いっぱい購入した。

帰りの車の中で私が、あんな家具必要なのかと問い詰めると「山崎君は中学校を出た後、自衛隊に入って双子の妹と弟の三人全員を高校まで行かせてやった。私は偉い子だと思っている。その私の気持ちとあんたのグローブ事件のお詫びということ」

母が知っていたとは夢にも思ってもいなかったのでたいそう驚いたが、ありがたかった。

今でもその時の家具の幾つかは私の実家に置かれていて、それを見ると母親と買い物に行ったこと、そして一言も私を責めることのなかった山崎君のことを思い出す。

子供の教養

――平成三〇（二〇一八）年一〇月二三日

最近は「小学校に上がる前に自分の名前は書けるようにしておいてください」と学校から指示される、と外来で若いお母さんから聞いたことがある。それを覚えるために子供は学校に行くのだからそんな必要はないと思うし、実際我々の世代は、少なくとも私のまわりでは誰も自分の名前なぞ書けないままで就学したような気がする。そんな時代だったから私の友達もやや弥生時代がかっていて、いわゆる勉強とか知識とはほど遠い生活だった。

〝横浜の埠頭から船に乗って……異人さんに連れられて行っちゃった〟という例の童謡は、タレントのタモリ氏も同じようなことを言っていたらしいが、我々の間ではイージンさん（……）という名前の外国人は何とも恐ろしいやつで、赤い靴を履いている女の子をどっかにさらっていくやつらしい、と言うことになっていたし、山鳥の大きめのタマゴを山から見つけてきて、少しでも早くヒナにしたいと土日つきっきりで熱湯を交代でかけ続けたら、二日目の朝にボンッと爆発して腐ったイオウ臭が漂った。

また、そば屋のコーイチ君がある日、

「おめたち、英語で一から十まで言えるか？　一回しか言わないからよーく聞けよ！」

固唾を呑んで見守る我々を前に彼は勢いよく言った。

「ワーン、トゥー、テン!!」

我々は驚きの声を上げげた。「スゲエー！」

家に帰って「コーイチ、すげえ、英語で一から十まで言えるっけ」と報告したら、中学生の姉に「バカが集まって……」と蔑んだ目で見られた。

仲間うちで困っていたのは「右」と「左」である。

靴の左右は履いてみればなんとなくわかったが、それ以外の左右の区別が難しい。箸を持つ方と言われても、頑固者のマサルが左利きだったのが状況を混乱させた。算数のテストで「右から三番目の人が……」とかいった時にはほぼほぼ間違えるのである。いつも間違えるので皆で散々対策を協議したあげく、「右と思ったら、それを左ということにするべ」という極めてデタラメな結論になったが、これは結構使えたような気がする。

そんな我々を見て、学級担任の吉野先生（私の外来にしばらく来て頂いていたが数年前に亡くなられた）は、只々ニコニコしながら笑ってばかりいた。

その吉野先生がある日、朝のホームルームでおっしゃった。

「私は昨日、岩手県で一番高い建物である新しい県庁（当時はそうだった）の屋上に上がって、中央通りという広い道を眺めていたらたくさんの車がひっきりなしに走っていました。今朝、校門の前に立っていましたが、車は一～二台しか通りませんでした。君たちはそんな環境の中にいます」（それがどうした⁉と思ったことはよく覚えている）。

先生の話は続く。

「しかしだ。この間の土曜日の午後、材木置き場の丸太の上で君たちが蒸かしまんじゅう（タケちゃんのバアちゃんが作ってくれたアワだかヒエだかのまんじゅうのこと。これを食べに毎週土曜日はタケちゃん家に集合していた）を食べながら楽しそうに話しているのを見ました。とても楽しそうだった。ああいう何気ない時間こそが君たちを豊かにするんです」

知識・教養とはほど遠い私ではあったが、なるほどその後の学校生活でいわゆる教養が身に付いたという実感は全くなく、今となってはあの材木の上で仲間と蒸かしまんじゅうをほおばりながら、他愛もないおしゃべりをした時間がなんとも豊かな時間に思えてならない。吉野先生だって当時は若くてやる気に満ちていただろうに「勉強しろ！」の一言も言わずにそんな言葉を私たちに残してくれた。ありがとうございました。

高校生の頃

――平成三一（二〇一九）年二月二六日

私は仙台で中・高時代を過ごした。高校時代は学生運動が吹き荒れた頃で、高一の年の東大入試は中止となり、東北大学教養部の下にあった私の高校にも東北大学の学生がオルグ（学生運動の宣伝活動といったところか）に訪れた。若者の純粋さと青年期に特有の漠然とうっせきした気分とが入り混じった時代の風潮の中で、何の政治的主張も持たずにいるノンポリと言われた私を含む学生は、多少負い目を感じながら生活していたように思う。特に私は学生運動の巣窟とされていた新聞部に属していたから、まわりで連日熱い議論をかさねる同友の中で浮いた存在だっただろう。

そんな喧騒と近づく受験の重苦しさの中で、M君はいつも教室の最前列中央に座って黙々とノートを取っていた。私の学校は自由席だったから、私はいつも最後列の廊下側に座っていた（私がここに席を取るのは、昼休みに売店へいち早く駆けつけて、混乱の中でうどんの食券をいち早く手に入れるためである）。そんなこともあってM君とは席も離れており、個人的付き合いもないことから、あまり話すことはなかった。M君は時々職員室に呼ばれていて、秋頃を過ぎるとその回数が増えていった。そして冬休み前の終業式後のホームルームで担任から話があった。

「M君は家の都合で進学はせず、ある工務店への就職が決まった。今日は先方への挨拶のため休んでいるが、彼にとってこれから卒業までの時間が最後の学生生活となる。諸君も受験で忙しいとは思うが、そういう仲間もいることを心に留めて欲しい」

当時、私の学年で就職したのは彼一人だったと思う。M君は私の知る限り、その後も黙々と、しかし熱心に授業に参加していた。その先生の話の後、友人がM君に何かを働き掛けていたという話もなく、M君もまた何か想いを語ったという話も聞かないまま数十年が過ぎた。

最近、中高時代の仲間がそろそろ定年近くなり、会うと定年後の生活の話題になることが多くなった。そのせいもあってかM君どうしているかな、とふと思うことがある。あの喧騒と殺伐とした気分の中で、就職という道を選んだM君はどんな想いで学生生活最後の日々を過ごしたのだろうか？　もしM君に会うことがあったら色々と話を聞きたいと思う。また、これからでもいいから良き友人になって欲しいし、なってくれそうな気がする。

わかれ

――平成三一（二〇一九）年三月二六日

「お亡くなりになりました。お悔やみ申し上げます」

いつものようにご家族の前に直ってご挨拶をする。在宅で母親を看取った息子さんは「ありがとうございました」というと、思いつめた表情で母親の亡骸の脇に立ち、亡くなった母親の胸を何度も何度も押し始める。

息子は消防員になって二年目。「母さんが戻ってくるかもしれないので……」と言い訳をするようにつぶやきながら、肺癌でやせ細った母親の胸に心臓マッサージを続ける。押されるたびに母親の胸は上下し、息子の顔からほとばしる汗が母親の小さな胸に降りそそいだ。

膵臓癌で母親を看取った次男さん。秋田に住んでいた母親を自分の近くで看たいと言って、滝沢のアパートの一室を借りて呼び寄せた。ある日の早朝に、狭い部屋いっぱいに置かれた介護用のベッドの上で、隣室に寝ていた息子が気が付かないうちに母親は旅立った。

息子はどうしても母親が息を引き取った時刻が知りたいと言う。涙で顔をくちゃくちゃにしながら「自分、今、警察官やってます。肛門体温がわかれば母親の亡くなった時間がわかると思って」

傍にいた在宅看護師が希望に応えた。

まだ若い息子さんを亡くした六十代の父親。

患者である息子は、三十歳を過ぎて間もなく進行性の胃がんを患い、気が付いた時には肺や肝臓にも転移していて、癌性の疼痛コントロールだけを目的として在宅医療へと移行した。

教員であった父親は彼には常に厳しかったようで、患者が病に臥せるようになってもそれは変わらなかった。

「特別やさしい言葉を掛けてくれるわけではないんですよ。父さんらしいでしょう？」

と息子さんは笑いながら私に話してくれた。

そんな父親に私が別れの時を告げると、息子の亡骸を布団から抱き起し息子の上半身を覆うように抱きかかえながら

「先生、私、この子を生まれて初めて抱っこした時とか、出張から帰ってくると玄関先へ走ってきて『父さん、お帰り』って私に飛びついてくるのを抱き上げた時とか、その時々のこの子の重さを覚えているんですよ。この腕がその時の重みを忘れていないんです。不思議なもんですなぁ……」

といって小さい子供をあやすように、ゆっくりと左右にゆすりながら私に話し掛ける。

その話し声が時々嗚咽で途切れ、白髪の混じった頭が細かく揺れると、そのたびに息子の胸に大粒の涙がボタボタと落ちた。

ヒポクラテスのことば

——平成三一（二〇一九）年四月二五日

「おはようございます」

こちらに背を向けて仕事をしている某研修医。今日も返事がない。

私は水曜日をクリニックの休診日として、某病院の放射線科で各種のレポート作成の仕事をさせて頂いている。この研修医も、読影室に入出するようになって数年になるはずだが、いまだに会話はおろか挨拶も交わさない状態が続き、私の水曜日は暗澹たる気持ちでスタートするのである。

三十年近く前の話になるが、私は大学からの長期出向で、都立駒込病院の放射線診断部に単身赴任していたことがある。臨床経験も浅い私にとって、ほとんどが初めての経験であった。午前中は、血管内治療を含む血管造影検査とCT。午後は超音波検査と核医学検査、その合間を縫うように各臨床科とのカンファレンスが続き、週一度の文献抄読会と病理標本切り出し検討会。一般撮影を含むすべての画像の読影及び学会の準備は、そのすべてが終わってからのことで、浅学の私は仕事が深夜に及び、最後には検査室のベッドに泊り込む生活がほぼ二年続いた。

私も自分なりにがんばったつもりであったが、驚いたのは当時放射線診断部長であった鈴木謙三先生が、私の作成したつたないレポートを、一枚一枚シャーカステンの前で私に口頭試問をしながら赤ペンで訂正して下さることだった。管理職のお忙しい身でありながら、年間八千枚近い私のレポートが先生の赤ペンで埋められていった。

また、インターベンションや超音波等のいわゆる直接の指導でしか身に付かない技術は、まさに手を取りながらの御指導を受けた。これらは、全国の大学から集まったすべての若い医師に対して行なわれていた。

岩手に帰る日が近づいたある日、私は先生に尋ねてみた。

「なぜ先生は、私のようにすぐ自分の大学に帰ってしまうような者にまで、こんなに親切に指導されるのですか？」

今にしてみれば失礼なことを聞いたものである。

先生は即座に「高橋先生はヒポクラテスの言葉をご存知ですか？」

「内容は全く知りません」

「その中に『医師たる者は自分が持っている知識、技術のすべてを後輩医師に見返りを期待せず教え伝えなければならない』という一節がありますよ」とニコニコしながら答えられた。

私は先生のお話を黙って拝聴するしかなかったが、先生の後輩医師に対する想いが、まだ若かった私にも少しわかったような気がした。

「おはようございます」

今日も反応なし。

〝挨拶もまともに出来ないのか？　まぁ教えられるような新しい知識もないけどさ

……〝と不機嫌な気持ちになる私に〝髙橋先生はヒポクラテスの言葉をご存知ですか？〝鈴木先生の穏やかな声が聞こえたような気がした。

（岩手県立中央病院　病院誌に寄稿）

祭りの季節

――令和元年（二〇一九）七月二七日

祭りの季節がやってくる。

私はいつも病院の外来に閉じこもってばかりなので、四季折々の行事等を目にすることもなく、地元の「チャグチャグ馬コ」はおろか「さんさ踊り」もおそらくここ二十、三十年見ていない。そんな中、昨年秋、盛岡八幡宮の境内で行われていたお祭りに、往診のついでに寄ってみた。

仕事が残っていたので、少々急ぎ足で会場を見て回ったが、何かが違う。学生の頃あった「民謡まわり舞台」は確認出来なかったし、境内の両脇に並んでいる出店から醸し出す雰囲気がどうも違うのである。金魚すくいだのわたあめ売りは、昔のややあぶない感じのテキヤと言われたお兄さんや、当時は珍しかった金髪に染めたお姉さんから、町内の青年会の人たちに代わったらしく、極めて健全な雰囲気である。周りを見渡すと、私の子供時代には必ずあった見世物小屋がない。〝恐怖のヘビ女〟（ただおばさんが大きなヘビを首に巻いているだけ）とか〝東京帝国大学の医学博士が認めたカエル娘〟（お姉さんが口からカエルを飲んだり出したりする）とか世にも怪しげでインチキくさいあの見物小屋がない。私は毎年サクラのお兄さん（小屋の前で「これはすごいな」「見ないと損だ」とか言って私たち子供の気をそそる。これを一日に何回も繰り返して客を小屋に呼び入れる役）に騙されていたが、あの小悪そうな大人もいない。子供心にも感じとることが出来た〝日常とは少し違う猥雑とした雰囲気〟はもはやない。

良いか悪いかは別として、世間ではお祭りのようなものにまで健全で健康的なものを求めるようになったのだろうか。

的外れだという批判は重々承知だが、最近では国も社会も会社も学校もテレビもソーシャルネットワークと称するものも、正しいことのみを善しとし、誤りと判断されたものは強く排除するようになった気がする。

過ちのない人、すべてに正しい（と思われる？）人のみが認められる世の中でいいのかな、とも思う。失敗することでしか得られない経験もあるだろう。

昔のお祭りも、子供たちにとっては普段は接することのない少々あやしげで不条理な大人の世界を垣間見ることが出来る貴重な空間だったように思えてならない。

不登校

――令和元（二〇一九）年九月二七日

まだ春の気配さえ感じられない小学校二年から三年に上がる頃、学校に行くのはこれでやめようと思った。

終業式を終えた後、自分の机の端っこにその日の日付と名前をマジックで書いた。もうこの教室に来ることもないと思うと、少々淋しく（?）感じたことを憶えている。

その頃学校で九九を習っていて、放課後に皆で大声で反復していたのだが、九九の三の段だか四の段だかでつまずいた私は、毎日居残りをさせられていた。一秒でも早く放課後の校庭に飛び出して遊びたかった私には、居残り勉強は何とも面倒なことだった。これさえなければ、つまり学校にさえ行かなければ、放課後どころか一日中好きなこととして遊んでいられると思った（たぶんそう思った）。何より二年も学校に行けばもう充分だと思っていたし、そもそも当時の私の頭の中には、義務教育という社会的概念は全くなかったのである。

いつものように、仲間と遊び呆けた春休みも終わって新学期が始まった。近所の友達が登校時間に何人か誘いに来たが、もう学校をやめた（?）私は「行がね！」と言って友達をやり過ごし、朝から愛用の自転車で町中を走りまわっていた。誰にも何も言われることはなかったが、肝心の遊び友達がいないことに気が付いた。でも平気だった。一人でも遊べるし、学校が終わったあたりにいつもの場所に行けば、いつもの仲間が集まってくるから何の問題もないのだ。

数日経って教頭先生が、授業中に校庭で自転車に乗って一人で遊んでいた私にニコニコしながらやってきた。

「髙橋君、学校やめたんだって？　でも今週の遠足でコーヒー牛乳出るぞ。もう少しだけ来てみたらいいべ！」

コーヒー牛乳とは、当時の学校で昼に出されていたいわゆる脱脂粉乳の豪華版（ミルク粉をお湯で溶かしたものをやや甘いコーヒー味にしたもので、今のコーヒー牛乳とは全く異なる代物）で、私にとっては極めて魅力的なものであった。

それがきっかけで、私はまた何となく学校に通うことになった。私の決心が大したものでなかったのはともかく、家族をはじめとする周りの大人に叱られたとか、何かを言われた記憶が全くない。私の親は仕事が忙しく、あまりとやかく言われたことはなかったのだが、当時の大人の子供に対する関わり合い方が、先の教頭先生を含めてそうであったのかもしれない。それは私たち子供にとっては、ある意味幸せだったのかなとも思う。

今日も外来に「学校に行けない」という深刻な表情をした親子がやってくる。仕事上診察し、事情を聞いて必要があれば専門医へ紹介となるのだが、時々本人に話してみる。

「今の君がいる世界は、友達、先生、勉強すべてのものが狭く限られた世界の出来事。上の学校に行ったり社会に出たりすれば、君の知らない全く別の人間関係とか生活があると思うよ。どうにも辛くて我慢が出来ないというのでさえなければ、もう少しだけ学校に行ってみるのも悪い方法ではないかもしれないね」

外国人

——令和元（二〇一九）年一二月二三日

新聞によると近々小学生の教育課程に英語が取り入れられるらしい。思えば私が外国人を初めて見たのは、小二の夏休みの村祭り。村外れの神社で上半身裸で涼んでいた二人の男性だった。

〝神はすべてを許す〟と書かれた看板を車の脇に乗っけていたから、おそらく田舎までまわってきたキリスト教宣教師だったのだろう。初めて見た外国人だったので、友達数人と神社の杉の大木に隠れながら「目が青い」だの「髪の毛が茶色い」だの「胸毛まですごい」だの勝手なことを言っていた。

隣にいたよしおが「あいつら肉しか食わねえらしい。ピストル持っているかもしれない。俺たちは日本人だから撃たれたら最後だ」だの、訳のわからないことを話している。

その時、二人の男がこちらに気付いて手招きをした。先方としては田舎の子供たちと何らかの出会いを求めたのだろう。ところが例のよしおが突然「あぶねぇ、やられる！」と叫んだものだから、私も怖くなって（どういうわけか手に握りしめていた）小石を投げつけながら大声を出して逃げ出した。

息を切らしながらよしおが言った。

「あぶねぇとこだった。助かった」

いずれにせよ、当時の私の周りにおける〝外国人〟の立ち位置はそんなものだった。


最近、外来に外国人がチョコチョコやってくるようになった。市内中学校の英語教員、盛岡市の英会話教室のスタッフ、東南アジアからの企業研修生等。先日は東北地方をバイクで旅行しているというオーストラリア人の二人組が、喉を腫らしてやってきた。聞けばどこかのガソリンスタンドで「あそこなら英語が通じる」と言われてきたとか。断っておくが私は、仕事で米国に数年滞在はしたが英語はあまり得意ではない。ただ向こうの生活で、自分の英語はどうせ完全には通じないことを学習したので、自分の能力では完全なコミュニケーションは無理と開き直っているだけである。米国ではさまざまな国から来た研究スタッフは各々自国語訛りの怪しげな英語で話していたが、大学内で特に困っている様子ではなかった。私も研究室内で仕事の話をするには差支えなかったものの、昼休みに大学の外にあるホットドック屋のおばちゃんとの会話はさっぱり駄目だった。おそらく大学の中では外国人同士何とか勘を働かせて、お互いに理解する努力をしていた、ということなのだろう。そのうち図々しくなると、他国の外国人の研究スタッフと意見が違う時は、わざと東北弁でしゃべったりもしていた。

「おめーにこったなこといってもどうにもなんねべ?」

相手はただただ首をかしげるばかりだった。

結局、私にとっての外国生活も英語能力もそんなもんである。

第三章 2020-2021

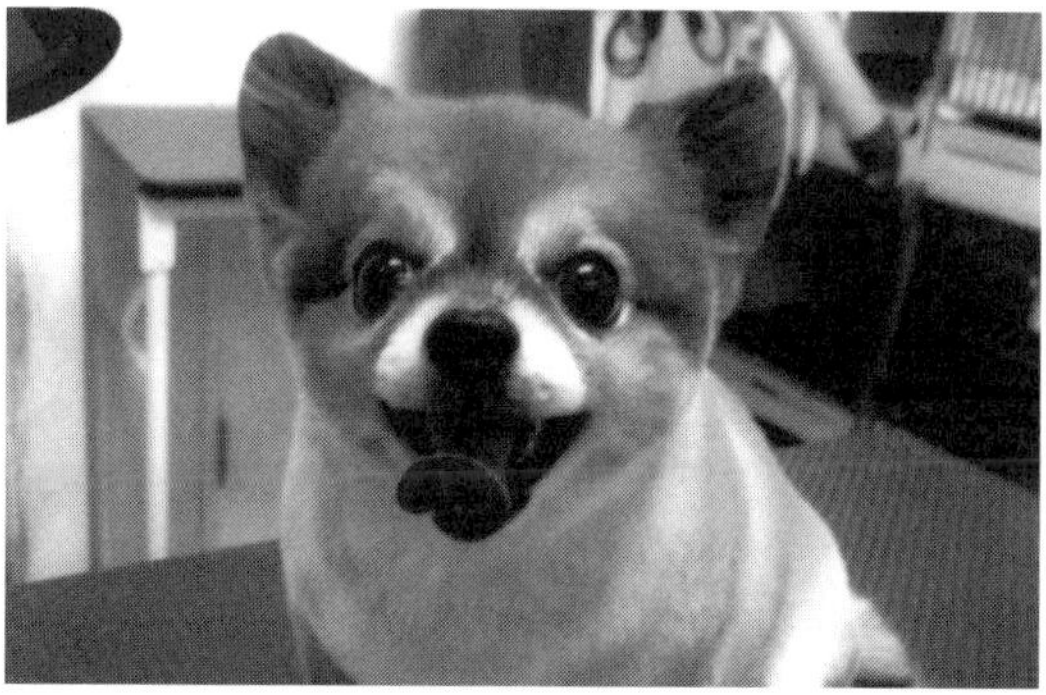

2、3歳頃のプル。この頃から既にふてぶてしい奴だった。

ペット

——令和二（二〇二〇）年一月二八日

我が家の愛犬（?）プル（引き取る時プルプル震えていたので息子が命名）がほわんと消えた。十九歳と十一ヵ月と二週間。もう少しで『成人式』というところでのあっけない出来事だった。

我が家では連休などで留守にする時は、プルの実家（プルが産まれたブリーダーさん宅で、プルのお気に入りの家族）に預けていたのだが、その時の出来事で、プルが亡くなった知らせを聞いたのは、出先での夜十時頃だった。

ブリーダーさん宅のお母さんの話によると、夜の十時頃腹が減ったとお母さんが食べていたチーズをせがんでもらった後、サークルに戻り深夜一時頃に「クウーン」

と一声鳴いただけだったとのこと。

その数日後、私たち夫婦が帰宅する前には、プルが唯一の御主人と慕う息子が引き取り、お骨とプルの使っていた毛布とエサ入れ椀をそのまま東京に持ち帰ってしまった。よって私はプルの亡骸を見ることはなく、プルの愛くるしいというかふてぶてしいというか、何事にも無関心といったような可愛げのない様子の記憶が残っているのみである。私は自分の気持ちの赴くままに、家の中のプルにまつわるすべてのものを片付け、クリニックの診察室に数多く飾ってあったプルの写真も整理して一枚のパネルにまとめて自分の机の横に立てかけた。

我が家に来たばかりの時には、朝になると階段をかけ上って、二階の息子の部屋のベッドに飛び乗って息子の顔を舐めまわしてくれたおかげで息子を起こす手間も省けたし、やがて家族の不機嫌な表情も少なくなった。散歩に連れて行くと、片足を上げておしっこかと思いきや、ウンチをしたりする小技を披露してまわりの失笑をかっていた。息子が家出まがいのことをした時にもプルはしっかりついて行き、しばらくして息子と一緒にムッとしたような顔をして戻ってきた。家内には決して懐かず、家内がダッコをすると一点を見つめて固まっていた（そんな表情をするから無理にダッコされるんだ、やめとけ、と私はいつも思っていた）。また以前は、家内が私に文句を言うと、私を庇うように家内に向かって吠えていたが、いつしか家内と一緒に私に向かって吠えるようになっていた（おまえというやつは、簡単にその場の権力に屈するような志の低いやつなんだな）。

プルが亡くなったことを知ったまわりの人は、「長く生きてくれたね」「大往生だね」と私を慰めてくれるが、私には多少の違和感が残った。「大往生」という言葉は、家族を慰める言葉であり「これで良かったんだ」と家族を納得させる言葉なんだと理解した。

プルの死はやはり〝いつも傍にいた人(犬)がいなくなった〟ということであり、〝いつも私たち家族がいて、そこにプルもいた〟という風景が二度と戻ってこない、ということである。外来でよく聞く「ペットロス」という言葉には、意外に奥深い意味があるんだなと思うに至った。一方で、私はいつまでもプルのことを引きずるのはどこか違うという感じがしていたし、何より自分の家族のことにいつまでもこだわっているふうには見せたくない見栄もあって、話題にならないよう努めた。外来には、それ以上の悩みや苦しみを持った人も多く訪れるのだから。

今年のいかにも暖冬らしく、比較的暖かい日差しが入り込む我が家のテラス（プルはここでよく用を足していた）。毎週日曜日の朝の私の業務である家のゴミ分別をしていたら、片付け忘れたプルのブラシにあいつの毛がそのまま残っていた。

なんだ、プルのやつ。

とりあえず

――令和二（二〇二〇）年二月二二日

診察室に入ってくるなり、いつも勢いよく「血圧はまずまずだ！」と自分から話し始めるこのじいさんは、歳は八十をとうに超えて九十近いはずなのだが、とにかく元気である。鉄砲撃ちもやっていて私に時々、鹿だの熊だのイノシシだのとマジックで書かれた真空パックの干物をくれるのだが、私は何故か夜中に恐る恐る食べている。このじいさん、私を喜ばせようと（きっとそうだ）時々おもしろいことを言う。

「先生、他の人の屁は臭くて腹が立つべども自分のは気にならねべ。これをもって〝不公平《へい》〟と言う」

一方で、ウソというかホラというか、信じるにはあまりと思われる話を平気でする。

「この間、山の沢口でバッタリと熊と会ってしまったけんど、距離にして二メートルくらいだべか。俺はじっと野郎の目を見たまま睨み合いになったわけよ。んだどもここで弱み見せるわけにはいがねえ、ジリッジリッと俺からにじり寄ったら野郎も少しずつ後ずさりしやがる。しまいにゃそのまま逃げて行きやがった。」

私は絶対信じていない。このじいさんの話は、いつだっていわゆる話半分なのだ。

そのじいさんが長い間胃痛を訴え、私はそのたびに繰り返し内視鏡検査を勧めたが、かたくなに拒んだあげくに数年後末期の胃癌になった。

家族に連絡を取り、動けなくなったじいさんのために、病状の説明を私が自宅で家族にすることになった。東京や仙台に居るという三人の息子はどうした訳か（失礼！）立派な肩書を持った人たちのようで、東京のがんセンターに連れて行きたいだの、仙台の大学病院に知り合いがいるから紹介状を書いてくれだの、じいさんのために出来る限りの手厚い医療を希望した。

そうこうしているうちに、布団に横たわっていたじいさんは息子たちをぐるりと見渡したかと思うと、私を指さして驚くほど大きな声で言った。

「どこさも行がね。俺はここにいるし、とりあえず俺はこの医者でいい！」

とりあえず……って、私は居酒屋のビールか？　と思ったが、私はこうして〝とりあえずのかかりつけ医〟となった。その後、じいさんはさほどおもしろいことも言わずに自宅で過ごし、少しずつ口数も少なくなっていった。

そして五月の連休の少し前のある天気のいい日に、じいさんは家族の見守る中九十年近い人生を終えた。

死亡診断書を家族に渡す時に、長男とおぼしき息子が
「父親は自分の望むように自宅で過ごすことが出来たし、好きな先生に診て頂いて幸せだったと思います。ただ『あの医者、肥満のくせに自分のことは棚に上げて、俺に酒飲むなだのタバコやめろだのとうるさいことというやつだ。あいつだって糖尿の一つや二つあるはずだ。んだども、俺にとってはまずまずの医者だ』と言っていました」

と笑い涙をこぼしながら少し申し訳なさそうに話してくれた。

最後に私のことを少しは褒めてくれたか。じいさんはどんなつもりで言ったかわからないが〝とりあえずの医者〟は、私のような町医者には最高の誉め言葉である。じいさん、なかなかこじゃれた言葉を残してくれたな、と思って玄関を出ると昼下がりの初夏の日差しが眩しかった。

スカイツリー

——令和二（二〇二〇）年六月二三日

「先生、そこから東京タワーと建設中のスカイツリーが一緒に見えるでしょ？」

都立病院九階の病室ベッドに横たわったK先生に促されて病室の窓から外を眺めた。

「うん。スカイツリーもだいぶ出来てきたね」

そう答えたものの私の目に映る風景は涙で滲んでおり、何が東京タワーで何処がスカイツリーなのか私には区別出来なかった。

K先生は、私が都立駒込病院に勤務していた頃の同僚で、防衛医大卒の放射線診断専門医だった。元自衛官だけあって仕事、生活は常に実直そのもので、私のややいい加減な性格とあったのだろう、すぐに同僚付き合いとなり、仕事の上でもいろいろと助けて頂いた。

先生は将来医学研究をしたいという気持ちが強く、都内の大学院進学を希望していたが、政治色が強いと見られていた当時の防衛医大からの進学を受け入れる大学は、東大を含めて都内にはほとんどなかったらしい。それを聞いた私は、自分が在籍していた岩手の職場に確認の上、先生を同じ医局に入局させると同時に大学院生として迎えた。案の定、K先生は優秀で大学院二年目から四年目までは米国シカゴ大学留学となり、立派な研究成果をまとめた。こうして先生は、私たちと多くの楽しく充実した時間を、仕事もプライベートも盛岡の地で過ごした。それから数年後、先生は若くして東京のある大学に主任教授として迎えられた。

先生が癌に倒れたのは、その教授就任からさほど時間が経たない頃である。癌は既に骨へと転移しており、たいした手を打つことも出来ず、緩和医療となった。専門医でありながら自分の癌を早期に発見することは出来なかったのである。医師とは存外そんなものかもしれない、と私も最近思い始めている。

「先生、何か飲んで下さい。僕はもうほとんど飲めないもので」と勧められ、殺風景な病室の隅に置かれた小さな冷蔵庫に一本だけ残っていたお茶を口にした。他愛もない思い出話の後、K先生は奥様と二人の娘さんに電話を掛けてくれと言う。

「私だと話が長いから出てくれないんですよ」

私が順番に御家族に電話をしたが御家族は誰も出なかった。「そりゃあ奥様も忙しい時間だし、娘さんたちも学校でしょ?」と慰めともつかない言葉をかけたものの、先生のがっかりした様子がたいそう気の毒に見えた。

なんとか慰めようと思ったのだろう、私は思いがけない言葉を口にしていた。

「先生、良くなったらまた盛岡に行こうよ」

自分自身でもひどく驚いた私の言葉に「もう無理ですよ……でも楽しかったなあ」とK先生は遠くを見るような目で答えてくれた。

私は言葉に詰まり、居る場所を失った。居心地の悪さを振り切るように「先生、また来るよ。六時の新幹線に乗るから」とぶっきらぼうな言葉を残して、K先生がいつも別れ際にするように軽く敬礼をして病室を出た。

押しつぶされるような想いをしながら足早にエレベーターに向かった。廊下の途中で、新卒間もないだろうと一目でわかるような若い看護師とすれ違った。

「○○号室のK先生のところに、なるべく行ってあげてね」

どこの誰かもわからない私の言葉に、その子は臆することなく「わかりました」と軽く会釈してくれた。結局その後K先生と会って話をすることはなく、それが最後となった。

あれから十年ほど経ったが、私の携帯には消去することが出来ずにいるK先生のメールアドレスが残ったままである。

夏休み

――令和二（二〇二〇）年七月一五日

通りに面した仏間に続く子供部屋のガラス窓を、誰かがカチカチと叩く。ゲタ屋のシンちゃんである。

「邦ちゃん（私のこと）、早くいがねばカラスに取られる」

それは大変と私は枕元に脱ぎ散らかしていた衣服を急いで着て、外に飛び出す（衣服と言ったってランニングとパンツのままで寝ているし、要はいつもの半ズボンを履くだけである）。まだ五時過ぎで夜が明けたばかりなのだが、表に出るといつもの仲間がそろっており、〝いざ出陣〟とばかりに軽い興奮状態にある。

私の町（当時は村）ではお盆になると、町はずれの高台にある墓地に朝からお参りの家族が足を運び、多くの供物が墓の上に供えられる。その人の流れが一時止むのを待って、我々子供たちがそれの回収（？）にあたるのである。お参りの最中にさえ会わなければ、誰にも咎められることのない毎年の子供だけの恒例行事である。お墓にはタバコだとかお酒なども供えられていたが、そんなものは我々の眼中になく、目的はハスの葉にそえられたお菓子だのだんごだの果物だのお赤飯である。食べれるものは出来るだけ現地で食べて、持って帰るものは姉からくすねた花模様の付いた袋に入れて帰る。まさにカラスとの戦いなのである。帰りはいっぱいに膨れた腹をさすりながら坂を降りて来て、そのまま学校のグランドに直行。テニスボールと近所の中学生からもらい受けた古いバット一本だけの三角ベースボール。

昼過ぎになると誰かが「白旗だぁ！」と叫ぶ。白旗とは夏休みの間、橋のほぼ中央に掲げられる川での水遊びが許されるサインである（雨が降るとだいたい赤旗）。仲間は各々家に帰って、私の場合はだいたい冷や飯になすとかきゅうりの漬物を二〜三個入れて冷水をかけたお茶漬けらしきものをかき込み、急いで海パンに履き替えバスタオルを首に巻いて川へ。

五時には夕食となり、登場人物の動作と吹き替えセリフのずれているディズニーの漫画番組を白黒テレビで見ているうちに、居間で寝てしまっている。そのうち誰かが私を気付かないうちに布団に抱き抱えて寝せてくれていた（ところでいつ風呂に入るんだ？　勉強は？　そこのところは全く記憶がない）。

愛知で育った妻が隣で「私はきちんと日程表に沿って、勉強したりプールに行ったり、習いごとしてたけどね。あんたたちっていったいどういう生活なの？　信じられない」とか言っているが、そんな薄っぺらい子供時代を過ごした人には、私たちの深い喜びに満ちた夏休みを理解することは到底出来ないだろう。

達人

――令和二（二〇二〇）年八月二七日

在宅医療で看取りの話になると、よく出てくる言葉がある。

〝患者さんの身に寄り添って……〟

私はこの言葉がどうも好きになれない。言葉が上すべりしているからである。患者の側に立って寄り添うのは我々医療者の職務として当然なことであり、それをあえて口に出すのは自分たちが「やってあげてます」「がんばっています」と言ってるようにしか聞こえないからである。「当たり前のことは口に出さない方がよろしい」と私は常々自分のスタッフに話している（多分くどいおやじだと思われているはずである）。

いつものよう面倒くさそうに私の診療室に入ってきたSさんは、私の外来に十年以上通って来てくれている。Sさんは若い頃から、一日二十〜三十本以上のヘビースモーカーで、毎回タバコくさい臭いをさせているので、喘息持ちの私にとっては苦手な患者さんの一人である。先日咳が出るといって胸部写真を撮ったら、右肺の下の方にいくつかの影が写っていた。すぐにCTを撮ったがどう見ても影は肺癌のように見える。ただ、血液には炎症所見も見られたため、しばらく抗生剤を投与して経過を見ることにした。

一方で、画像を県立中央病院にネットで転送し（最近こんな便利なものもある）、他の先生方の意見も聞いたが、やはり典型的な扁平上皮癌でないかということだった。少々気の重い日々を過ごしたが、二週間後、私のところでCTをもう一度撮ったら、なんと肺癌（？）が消えていた。ただの肺炎だったらしい。こんなことはよくあることで（私だけでしょうか（笑））、脅かしたことを詫びつつSさんに伝えた。Sさんはたいしてうれしそうな顔もせず、とつとつ話し始める。

「先生おらな、さすがに癌と言われてからいろいろ考えた。残ったバアさんはどうなるべとか、息子たちに何と話すべかとか、まぁ財産たって今の家とまわりのちょっとした田畑しかねえしさ、それはいかべと。あと、手術も癌やっつける薬も断るつもりだった。ただ、何もしねえで苦しかったり痛かったりするのは少し不安だったけんど、ウソだか本当だかこの間先生が「たとえこれが癌だったとしても、今の世の中、ほとんど薬で痛みはなんとか出来る」と言ってけたから、これもあまり心配してなかった。

ただなあ、先生に『癌かも……』としゃべられて家に帰る道すがら、田植えが終わったばかりの田んぼの水の上に、ちょこっと頭を出して並んだ苗を見てたら、やたらと涙出たっけ。毎年見てきたこの景色が見られなくなると思ったら、なんとも切なくなってさ。んだどもおらぁ、あまり死ぬことはおっかなくねえのす。たしかに貧乏百姓家に生まれた時から、働きづくめで何のいいこともなかったし、気が付けばこの歳になっていてさ。おもしろくもなく、おかしくもなかった人生だけんど、癌になったってそれはそれだけのことだべし、おらの今までのことが全部消えてしまうわけでもねえしさ……」

と言って初めてこっちを見て、少し笑った。

「んだどもさ、またあのキラキラと光る田んぼをもう少し見れるし、風でざわめく裏山の林の中さ入って、枝打ち出来るということだと思えば、ありがたくてさ」

「先生も癌っていって驚かせたり、喜ばせたり、忙しいもんだなぁ。まず、また来っから」そう言い残すと、タバコ臭い老人はいつものようにゆっくりと診察室を出て行った。

「よかったぁ、助かった。先生ありがとな」とか言う話の展開になるんじゃないのかと、私は勝手に思い込んでいたが、結局Sさんにとって大切だったのは、自分の身のまわりの何気ない景色と生活であって、癌ごときはSさんの人生にとって些細な出来事でしかなかったということだったのだろう。このような人生の達人というか、生死の問題をひらりとかわす見事さを持った人というか、つまり私たちが足元にも及ばないような人生の哲学をもっておられる人が、外来には決して少なくなく訪れる。どういう訳か、そういう人たちは例外なく肩書とか名声とか、財産とかそんなこととは無関係である。だから私の外来は気が抜けないし〝患者さんの身に寄り添って〟なんていうのは、こっちの側の思い上がりでしかないと思うのだ。

そもそも役者が違いすぎる。

秘密

――令和二（二〇二〇）年九月二九日

「おら、てんかん起こす」

と言ってマコちゃんは歯を食いしばる。こうなるとどんな理由があろうともマコちゃんの言うことを聞かざるを得ない。

なにしろマコちゃんのこのセリフとポーズは、我々悪たれ坊主の間でも絶対的な切り札である。例の黄門様の差し出す徳川家の印籠など足元にも及ばない。

マコちゃんは私より一つか二つ年下の女の子である。おかっぱ頭でいつも鼻水を垂らしている（私の弟は「マコ汚いからいやだ」とか言っていた）。運動会の練習とか毎週月曜日の朝礼の時に、しばしばてんかん発作を起こしていたらしい。〝らしい〟と言うのは、私は一度もその現場に立ち会ったことがないからである。カツ君の話によると、ガチッと固まって白目をむいていたみたいだった、とのこと。カツ君のばあちゃんが「そういう時はゲタかスリッパを頭に乗せてやると良い（本当か？）」と話していたと言うので、早速カツ君は自分の履いていた運動靴を脱いでそっとマコちゃんの頭に置いたら、先生にひどく叱られたらしい。

そんなことがあってマコちゃんは自分がすぐにブランコに乗りたい時だの、校庭の草むしりをやりたくない時など、我々がたしなめると、いつものセリフを吐きそのたびに我々は固まって何も言い返せなくなってしまうのである。時々この切り札を使いながらマコちゃんは学校生活のいくつかの困難を切り抜けてきたのだろう。

ある土曜日の午後、珍しく一人で砂場で遊んでいた私に、マコちゃんが近づいてきて言った。

「クニヒサ（私のこと）おらと遊ぶか？」

名前を呼ばれたのも初めてでたいそう驚いたが、マコちゃんのプレッシャーに負けて遊んでやることにした。案外仕切りたがりやのようで、そこの砂を集めて山を作れだの、ここにトンネルを掘れ、とか言うので少々ムッとしたのだが逆らえない。早く遊びに飽きてあっちに行ってくれとばかり思っていた。しばらくして、マコちゃんのばあちゃんが来て、茹でたてのトウモロコシを二本くれた。

「マコと遊んでけてありがとな」

それを食べ終わった頃マコちゃん、

「クニヒサおめだけに教えてやる。おら時々この砂場でウンコしてる」

と言ってニヤッと笑った。

さすがの私も〝えっ！〟と思ったが怒ることも出来ず〝フーン〟と答えるだけにしておいた。

その後私が一切砂場で遊ぶことがなくなると同時に、マコちゃんは私の記憶から突然消えた。村に居なくなったのか？　どっかに行ったのか？

その後私は、大学の授業で小児てんかんは自然に良くなることもあり、またそれ以外のてんかんも治療で充分にコントロール出来ること。そしてほとんどの人が一般の社会人としての生活に差し支えない疾患であると学んだ。ある日、何かの用事のついでに弟が思い出したように言った。

「兄ちゃん、そう言えばマコちゃんすげえ美人になったらしいぞ。本屋のレイコさん言ってたらっけ」

何十年振りでマコちゃんの話を聞いた。マコちゃん大丈夫。いくら美人になったとしても砂場のウンコは俺たちだけの秘密だから。

当直医

——令和二（二〇二〇）年一〇月二七日

一関の県立病院での初期研修も数ヵ月を過ぎた夏の初め、指導医の先生について病室を回っていた私は先生から、「そろそろ病室も二つ、三つ持ってもらうし、外来、当直にも入ってもらうからね」と言われ、一人主治医となった。担当患者さんの不安気な表情と、看護師が毎年新人医師に対して抱いていたであろう「大丈夫かしら……」の不安気な視線を一身に浴びながらの研修生活が始まった。

なにしろ当時の地方病院での研修医は、三ヵ月もすれば一人前（?）の医師とみなされ、その実力とは関係なく病院のマンパワーに組み込まれて行くという、良くも悪くも現場教育主義といった具合であった。

初めての当直の夜、私は当時研修医の必携本であった『今日の治療指針』（今でもあるが毎年内容が更新され、いわゆる虎の巻とも言うべき医学書）を枕元に置いて休んだが、寝ることも出来ず宿直室のベッドに横になっていた。夜10時近く電話が鳴った。

「先生、腹痛の患者です」

不安を押し殺して当直室へ。見ると私が常々意地悪なやつと思っていた病棟のベテラン看護師が、太った体をフーフーといわせながら急患室のベッドに横たわっていた。一瞬クジラが塩を吹いているのかと思ったが（失礼）、彼女は私を見るなり「なんだ、先生当番か？　先生だば診てくれなくてもいいから、さっさとブスコパン（鎮痛剤の注射）打ってけろ。私の胆石それで治るから！」と言い放った。

さすがに私もカチンときて一切言葉を発せずカルテに「クジラにブスコパン一筒筋注」と書いてそのまま担当看護師に渡したが、その後どうなったかはわからない。

夜半を過ぎた頃、救急車の音が病院に近づいてきたので電話で呼ばれる前に急患室に行くと、顔面を血だらけにした二十代と思しき若者が「あの野郎ふざけた真似しゃがって、ただでおかねえから」とか何とか喚きながら、警察官と救急隊に手足を押さえつけられ、酒臭い息を吐きながら何やら怒鳴り散らしている。隣町のお祭りでケンカになってのことらしい。おっかなびっくり患者に聞いた。

「傷を縫うことになりますけど……」

「なんでもいいから、麻酔なんかなしでさっさとやってくれ。傷は男の勲章だぁ！」

とか言って相変わらず怒鳴っている。顔面の血を洗い流してみると、左目全体が殴られたようで腫れ上がった眉毛の下が真横に切れていてそこからの出血であった。研修三ヵ月目の私は縫合の経験もなく、ベテランの当直看護師に「どうしよう？」と小さい声で助けを求めたら「先生、やるしかないんだから！」とやはり小声で言うので、初めて縫合することとなった。

ここは決して自分の不安と未経験を悟られることなく、終わらせねばならない。看護師の用意してくれた局所麻酔剤を、彼女の目くばせによる指示に従って傷の周囲に注射した後、傷口の端からチクチクと外科器具を使って縫っていった。割と上手く最後の部分まで縫い上げたところではたと困った。縫合したのはいいが多少ずれて縫ってしまったらしく、傷口の端の皮膚が少し余って残ってしまった。助けを求めてベテラン看護師を見つめたが、目を逸らされた。どうにもならないと判断し、私はスキを見て誰にもわからないように切れ端を切ってゴミ箱に捨てた（すみませんでした）。傷口を丁寧に整えたが、どう見ても左眉毛が引きつり端が下がって何故か悲しげな表情になって見えた。騒ぎが収まり後片付けをしていた看護師に「あの患者さん、傷は男の勲章だって言ってたしさぁ……」と務めて明るく慰めを求めたが、口を聞いてくれなかった。

翌朝私は院長室に呼ばれ

「以後、研修医は顔面裂傷に対しては自分で処置することなく、指導医に連絡すること！」というお達しが研修医に出された。この一件依頼、私は先輩の先生たちや研修医仲間、そして病棟の看護師にしばらくの間〝美容整形の先生〟とからかわれた。

その後もいろいろな失敗を繰り返しながら現在に至っているが、思えば若い頃の失敗は私にとってすべてが大切な経験となっている。そこから得た教訓の一つが『自分の力が及ばないことには手を出すな！』である。

結婚式

――令和二（二〇二〇）年一一月二五日

先日久しぶりに結婚式に出席した。このコロナ禍の中、招待する側も出席した私もそれなりの理由と覚悟があってのことだったが、こじんまりとした良い会であった。

私が医師となって数年が経った頃、いとこの結婚式が仙台ホテル（今はないらしい）の一室で行われた。当時は、仲人さんを立てて総勢百人を超す大披露宴も珍しくはなかったが、この結婚式は両家の家族と親類代表だけの十数人というこじんまりしたものだった。

新郎は私のいとこのナオト君で、仙台の大学の勤務医。嫁さんは彼が自分で決めた人で、ナオちゃんの姉妹によると色々な苦労をしてきた人のようだった。

私の兄弟やいとこには医師となっているものが多かったが、ナオちゃんの父親(私のおじ)は当時でも珍しいくらい我が強い人で、何でも自分の考えを押し通すというタイプの開業医だった。そんなおじだったから甥や姪の多くに敬遠され、普通に付き合えるのは私のみという状態だった。

いとこの最年長でやはり勤務医だったケンちゃんが、そのおじの厳命を受け司会を務めていたが、やや気の弱い人で予想通りおどおどした感じで式が始まった。式には特に招待者もなく、両家の家族が一人ずつ自己紹介をしながら二人にお祝いの言葉を述べていくというやり方だった。両家の親から始まり、新婦の兄のスピーチの途中でおじが突然怒鳴った。

「ナオちゃんではない。ナオトさんと呼びなさい。ナオちゃんなんて失礼な言い方はよせ!」

初めは何のことかよくわからず、その声の大きさに会場が凍り付いた。どうやらこの結婚はおじの意にかなったものではなく、おじが自分で理想の嫁さんを見つけて立派な仲人さんを立て盛大な結婚式をやりたかったという強い想いがあった、と後でおばから聞いた。

そんなこともあって、新たに親戚関係になる人たちとは言え、自分の息子が先方の兄弟の中で「○○ちゃん」付けされているのがどうにも我慢出来なかったらしい。司会のケンちゃんは可哀そうに、司会席でただ立ち尽くしているだけだったが、それまで黙って聞いていたおじさんの弟（以前は婦人科開業医をしていたが、上顎癌の拡大手術をして顎の右側が失われていた）が突然立ち上がった。

「兄さん。私は兄さんの気持ちは察するけれど、おめでたい席なんだからこのくらいにしておこうよ。実は私はこのような場に出てくるのは辛い。言葉も呂律が回らないし、ハンカチを当てていないとヨダレが止まることなく出てくる。仕事も辞めた。でも今日は甥っ子のナオト君の結婚式ということだから、出てきたんだ。なぁ兄さん、皆で祝ってやろうや……」

下顎に当てたハンカチを握りしめる手が小さく震えていた。

隣に座っていた私も、何かに背中を押されたように立ち上がって言った。

「おじさん、もう俺たちの世代だ。おじさんは引退してくれ。ナオちゃんも俺もおじさんにここまで育ててもらった。もう大丈夫。これからは我々に任せて欲しい。大丈夫だから……」

おじさんは黙って下を向いて聞いていた。しばらくの間をおいて、司会のケンちゃんが弱々しく言った。「では乾杯、ということで……」

最後に新郎のナオト君が挨拶をした。

「今日は皆さん、お忙しいところありがとうございました」と言った後、突然おじさんの側に向き直って言った。

「父さん、今日の結婚式も僕の選んだ相手も、父さんが気に入ってくれたものではないことは僕もよくわかっている。でも、こんな父さんだから、こんな父さんだから、この人しか、この人でなければ父さんとやっていけないと思って、僕はこの人を選んだんだ……」

その後は涙で声にならなかった。

式が終わった後、おじが私に近づいてきて言った。「邦尚《くにひさ》（私のこと）。ありがとうな。お前の言う通りだ。もうお前たちに任せる。ナオトのこと頼むな、頼むな……」

目が真っ赤だったし、こんなおじの様子も言葉も初めてだった。

そのおじも亡くなってずいぶん経った。ナオちゃんは不幸なことにスキー事故で亡くなったが、しっかりものの嫁さんが子供たちを立派に育て上げ、残されたおばさんを支えてくれている。

〝結婚式はやらなくても良い〟というのは私の持論だが、忘れられない結婚式もある。

「はい」と言え！

——令和二（二〇二〇）年一二月二三日

「何も考えることはない。ただ『はい』と言え！」

怒ったように私の指導医が言った。

「四の五の言うな。ただ『はい』というのが君の仕事だ！」とも言われた。

権力に屈しやすい私は、力なく「はい」と言い、電話の相手である救急隊のスタッフにも「はい、わかりました」と答えた。

卒業後二年目だったかの脳外科研修での指導医と私の会話である。総合病院といっても県の中堅病院なので、当時新設されたばかりの脳神経外科は四十代前半（だったと思う）のやる気満々の診療科長と内科からローテーションで回された私の二名だけである。既に指導医は、長時間にわたる脳動脈瘤の手術中。次の手術予定者が準備室で待ちに入り、私はというと三人目の急患のCTと脳血管造影の検査中。結果によってはこの患者さんもオペの適応かなと考えていたが、そんな中、救急隊から入った脳卒中疑いの四人目の患者受入要請の電話である。

あの後どうなったか詳しくは覚えてはいないが、指導医は二日半にわたる連続手術。私はというと、術後管理のこともあり三〜四日風呂にも入れず、病院に泊まったままのまさに不眠不休の生活だった。こんな無茶苦茶な状況だったが、宮城県と岩手県の県境に位置するこの病院の地域医療の使命としては、いたしかたない面もあったと今は思う。

さて、まわりを見渡すと私が関わる若い人たちは中々「はい」とは言ってくれない。まず私の指示に対する自分なりの解釈から始まって、次に自分の意見を述べる。その結果が「わかりました」「納得出来ません」のどちらかになるのだが、自分の主張を始めた時点でほぼほぼ「無理です」との答えになり、私はがっかりするというよりは、うんざりするのである。だが人様の子供だから怒鳴るわけにもいかず、自分が黙ることにしている。

ある日、この際だからそんな時の私の気持ちを、書き留めておこうと思いついた。

○私はあなたたちの数倍の人生を生きている。多少の問題はあると思うが、れっきとした長い経験を積んだ社会人であると少なくとも私は思っている（少しくらいは尊敬しろ！）。

○この業界で私は手習い時代（研修医時代）を含めて、あなたたちの数倍の辛い思いと研修を積み重ねて現在に至っていると思う（うんと勉強したとは誰も言ってない）。

○そもそもあなたたちは何の根拠と展望をもって、この業界で細々とではあるが生き抜いてきた私に意見を言うのか、と思う。

○仕事の結果の責任はあなた方ではなく、私が負うのだ（時々は君たちのせいにするが……）。

○あえて言おう。私はあなたたちの意見など聞きたくない。聞くつもりもない。ただ聞くふりをしているだけだ（ひどいでしょ⁉）。
○だから、ただ「はい」とだけ言って欲しい。ついでに「つべこべ言うな」とも言いたい。言ってみたい。

あ〜すっきりした。

隣にいる家内が言う。

「あ〜あ、それ言ったらただの年寄り、昭和のオッサン、パワハラ……今時、大問題だよね。あ〜あ、知らないいっと。認知症検査でもしたら……」

「あんたにはわかってもらわなくても結構！　私はいつまでも他人の意見に耳を傾け、話し合いの場を持ちながらの穏かな老後を生きるつもりはない。これからは思った通りに生きていく！　誰に何と言われようとだ！」

と力強い主張を小さくつぶやいてみた。

テレビを見ていた家内がこちらを向いて私に言った（私のつぶやきが聞こえたのかと一瞬ヒヤッとした）。

「まぁどうでもいいけど、台所のゴミを早めに外に出してよね。明日は生ゴミの日だから！」

「はい！」……

確かめる

――令和三（二〇二一）年一月二三日

理科の授業で、鏡の反射のことについて勉強した。太陽の高さは、一日のうちで午後一時頃に一番高い位置にあることも習ったから、陽射しも一番強いと思っていた。先生は理科は実験して確かめることが大切だ！と言ってたから、夏休みのある午後、家にあった壊れた化粧鏡を持って家の屋根に上って道路向かいの菅原美容院の窓から日光を鏡に反射させて照らしてみようと思った。

菅原美容院には以前母親に連れて行かれた時、大きな鏡が幾つもあることを知っていたので、鏡の反射を確かめるには良いと考えたからである（まあ実験というよりはイタズラ）。二階の屋根から鏡で美容院の窓を照らした瞬間、美容院の中は一瞬ピカッと光り自分でもたいそう驚いた。と、同時に窓から美容院の先生（当時はどういう訳か美容院のおばさんは近所で先生と呼ばれていた）が顔を出していつものように怒鳴った。

「また邦ちゃんだべぇ、やめなさ〜い、学校さ言うからね！」

この先生に、私は何かと叱られてばかりいた。当時、ボリショイサーカスショーというのがテレビで人気で、私たち子供はテレビにかじりついて一生懸命見ていた。番組の時間になると、大好きな魚取りもやめて家に帰りショーの始まりを待っていた。その中で私が特に気に入っていたのは人間を何人も横に並べて寝かせその上をバイクで飛び越す、というやつだった。私は〝これはぜひ自分でやって確かめてみたい〟と思ったのだろう、何人もは無理だと思ったので、まずは試しに菅原美容院のてっちゃんを運動場に寝かせて、その手前に石の上に板を乗せたジャンプ台（？）を作った。結構な助走をつけてスタートしたつもりだったが、私の自転車は思い通りのジャンプをすることなく、「アッ！」というてっちゃんの絶叫とともにただ腹の上を通過しただけだった。

その遊びが終わって昼ご飯を食べていると、玄関で母親が大声で私を呼んだ。行ってみると菅原美容院の先生と息子のてっちゃんがいた。おばさんがてっちゃんのシャツをまくり上げていつものように怒鳴った。

「邦ちゃん、これあんたが自転車で引いた痕だよ!! ほんとにいっつもこんなことばっかりして〜」

母親は平謝りで、私も母に頭をこずかれながら頭を下げたが、心の底では〝なんだ、てっちゃんのやつ言いつけやがって〟と思っていた、と思う（私は子供時代そんなやつだった）。

これ以外にも、私と仲間たちは色々と思いつくことを確かめながら毎日を過ごしていた。ライギョは小魚を喰うという話があったので、ほんとかどうか仲間と山の池から捕まえてきて、学校の前にあった〝希望の泉〟という池に入れたら本当に金魚がいなくなった。どういう訳か私だけが朝礼の時、全校生徒の前で校長先生に酷く叱られた。また、山でみつけた山鳥のタマゴ（詳細は不明）は、温めると早く孵るだろうと思って家でお湯につけて置いたら、翌日ボンと割れて腐ったタマゴの臭いがした。私と仲間は、あれこれと疑問を持ったら、まずはそれを実行して確かめる毎日を送っていた（要は遊び放題、ということです）。

隣で家内が「それを世間では、バカな子たちが集まってくだらないことをする、というのよ」と言っている。今なら私もその通りだと思うが、当時はそれが私たちの日常生活のすべてだったから仕方がない。

お腹が痛くなって時々受診する中学生のK君。なんとなく生真面目そうで、私もあまり冗談を言ったことがない。

「自分が将来何をやって行きたいのか、進路をどう考えていいのかわかりません。お腹も痛くなって学校にも行けない状態です……なにより毎晩眠れません！」

こんな時はいつものように、いつもの整腸剤を処方する（これをプラセボ効果［偽クスリ］という）。決まったようにこれで半年は彼はお腹の調子が良くなり、安眠出来るようになるのである。

K君、あまり考えないでさ、とにかく自分の思うようにやってみたらいいよ。まわりの人は、君に色々なことを言うと思うけど、誰も君の将来を保証することなんて出来ないんだ。自分の目と手で確かめてみることが大事かもね。と思ったりもするが、先の私の子供時代の生活と、この話は全くかみ合っていない（笑）。

骨折

――令和三（二〇二一）年四月二八日

どうも今年の私の運命は正月から怪しかったのである。

正月元旦の午後に浄法寺町天台寺さんへの初詣の帰り、インター近くの県道脇の雪道に突っ込んでしまった。正月だけあってＪＡＦもすぐには来てくれず、結局夜十時過ぎの帰宅となり予想通り家内に「正月からあんたって人は……」と呆れられた。

一月の末には車から降りた際に転倒し、右腕の骨を折った。始めは脱臼でもしたのかと思ったが、どうも違うようだったし、日曜日の午後で周りに誰一人いなかったので迷惑を掛けるのを申し訳ないと思いつつ、救急車で盛岡医療センターに搬送してもらった。レントゲンを撮った後、口数の少ない医師に「右腕上腕骨外科頸骨折」と告げられた。診療は数分で終わり、男性看護師に胸部バンドと三角巾で固定してもらい帰った。

骨折後一ヵ月ほどの間、右腕は腫れ上がり、しばらくの間痛み止めの薬を飲む生活が続いた。もちろん運転は出来ず休日もどこにも出掛けられない。ほとんどが家に居るしかなく、車のない生活を強いられてみるとこれが想像以上に辛いものであった。

私の住んでいる町には近くに大きな公園があるもののそれ以外には何もなく、最近出来たドラッグストアが一件あるだけである。家の中で過ごすのも飽きて二月の寒い日曜日、外に出てみた。今年はいつになく雪も多かったが、歩道には人ひとりが歩けるだけの通路がきれいに除雪されていた。パジャマの上にコートを羽織り長靴を履いて片腕を吊るしながらトボトボ歩いてくる私を見て、若い男性が立ち止まって道を譲ってくれた（あぶない人に見えたのか？（笑））。近くのドラッグストアで家内に言われた買い物をしてレジに並んだら「今日は六十歳以上はTポイント三倍ですよ。袋に入れておきますね」とレジの女性がニコニコしながら優しくしてくれた。ポイントが何であるかはよくわからなかったが、親切が身に染みた。帰り道、横断歩道を渡ろうとするが道路が凍っているし、歩くのも怖いしでなかなか速く歩けない。私が通り過ぎるのを待っている車の中の男性のイライラした顔が見える。こっちは速く歩こうにも歩けないのだ。ケガをして初めて高齢者の気持ちが理解出来たし、生活する上での大変さを知った。

外来では多くの患者さんに心配して頂き、慰められた。利き腕の使えない私は、スタッフに診療室に入ってもらい助けてもらいながら仕事を続けた。しばらくして気が付いた。電子カルテの処方入力等をスタッフがやってくれることで、一人でやっていた時以上に患者さんとの会話に時間を費やすことが出来るようになったのである。ケガをきっかけに、あまり話すことがなかった患者さんとも色々な話が出来るようになり楽しかった。こういうのをケガの功名と言うのか（少し使い方が変かな〜）。

家の中では風呂や着替えからクリニックへの車での往復まで、家内に助けてもらう生活が続いた。いつもブツブツと小言をいわれながらの世話だったが、ありがたかった。ある日家内に聞いてみた。

「俺がもっと歳取ったらこうやって介護してくれるか？」

「そんなの無理。すぐ施設に入ってもらうから。嫌なら自分でしっかり健康管理してよ」

「まぁいいか、老後は息子にでも面倒を見てもらうか。あいつはああ見えて、結構優しいとこあるし……」

と気を取り直してぼんやり思っていたら、それを見透かしたように家内が満面の笑みで息子とのラインを私に見せた。

息子「父ちゃんどう？」
家内「もう大変。もう嫌だ。施設にでも入ってもらいたいくらい」
息子「なるべくいい施設に入れてあげてね」

医療連携　その後

——令和三（二〇二一）年七月三〇日

『医療連携システム』『多職種連携』そして『地域包括ケアシステム』

ここ十年、医療関係者は口を開けばこれらの言葉を言い続けてきた。

しかし医療のあり方として、これは本当に正しかったのか？　十年前と何が変わったのか？

『三・一一』以降、国は岩手県を含む被災県に対して、災害支援という名の莫大な財政支援を行った。県内沿岸部の市町にも億単位の医療整備に関する財政支援が行われ、それと期を一にして日本全国で医療連携を錦の御旗に「〇〇ネット」「△△連携」など数多くの医療システムが構築された。滝沢市で我々が行おうとしていた在宅ＢＯＸ事業に対しても、一部上場の大企業を含む数多くの関係業者が次々と訪れ、数々の提案とシステムの売り込みを行った。延べて二十数社が入れ替わり立ち替わり自社のシステムが滝沢市の医療連携にとって極めて素晴らしくそして理想的なものであると、プレゼンテーションを繰り返したのである。

その中で、ある会社は自社のプランを早急に進めようとするあまり、殆ど何の説明もないまま私のクリニックに自分たちのネットワークに必要な大きなサーバーを置いて行った。私はその会社が自社のシステムを半ば強制的に押し付けていったように感じ、すぐに撤去を命じると共にその会社との繋がりを断絶した（当院で以前から使っていたＦＡＸ等の機材まですぐに他社のものに替えたのは、私の意地である）。

その後、その会社が提案したシステムを導入したと聞いたある沿岸地区医療機関のシステム管理者に電話で問い合わせた。

「各種端末を含むシステムに関する機材をすべて購入しましたが結局物品を置いていっただけでその後の指導もなく、全く機能しないまま現在では部屋の隅に放ったままです。どうしたらいいでしょうか？」

と逆に助けを求められる始末であった。

数例の成功例はあったもののこのような事例が県内各地にみられ、その事業に費やされた億単位の助成金は何の実効もみないままに今日に至っている。

誤解を恐れずに言えば、我々の地域医療は、充分な検討判断をされることもなく、地域の状況を無視した『三・一一』の被災地対策の名を借りたビジネスに利用された、と私個人は思っている。

私自身も在宅医療に幾多の葛藤を感じながら力を注いで十数年が過ぎた。結局、残ったものは立派なシステムでもなくネットワークでもなかった。毎日の診療の中で長年付き合った患者が外来に来られなくなる、途中で老衰あるいは悪性疾患その他の理由によりやがて生を終える、そのような日常の時間の流れの中で、その方が生を終えるまでの普通の生活に付き合い続けることこそが我々かかりつけ医の職務なのだ。人生という長い生活史の中で、必要な時、必要な分だけのお付き合いをする、それが結果としての看取りであり、認知症の支援である。決して何かのシステムに寄りかかることで完結するものではない。

我々医療に携わる者がその現場で患者、家族と膝を交えて〝どうしようか？〟と相談することがすべてのスタートであり原点である。それをふまえて現在用意されている各種のサービスの選択がなされるべきであり、訪問診療、訪問看護、訪問リハビリ等はあくまで必要に応じて患者に提供されるサービスの一つであって、それ以上のものでもなければそれ以下のものでもない。結果として、選択したいくつかのサービスの複合を称したものが『多職種連携』であり、『地域包括ケアシステム』である。そう考えればサービスの量と種類、そして医療サポートの有りようは、患者ごとに異なって当然である。無目的に計画された『多職種連携』が患者の何の助けにもならず経済的負担を増長させたのみであった事例は枚挙にいとまがない。

この患者本位の視点に立たない特別なシステムやネットワークは決して地域医療の中核とは成り得ず、臨床の場において患者とその日常に直接向き合うことこそが地域医療の根幹である。中央の経済原理のみに基づいた医療プログラムだけでは解決出来ない問題が、我々地域の医療現場には数多く存在する。

（岩手西北医師会　医報No.１１４掲載）

転校生

——令和三（二〇二一）年八月二六日

私は高校時代を仙台で過ごしたが、高二の夏休み明け、私のクラスに突然二人の転校生がやってきた。

私の右列の席には東京の有名私立進学校からの、左列の席には盛岡一高からの転校生が座った。二人共、親の転勤のためということだった。なぜ私のところに集中したかというと、私がクラス委員長だったからである。私がどうしてクラス委員長かというと、決して成績が良かったわけでも人望に厚かったわけでもない。ただただ下宿が学校に近く、朝早く登校して夏の朝の窓開けとか、冬の朝には暖房のボイラーのバルブを開けてくれるだろう、というクラス全員の安易な願望からである。

もちろん、私が夏の窓開けや冬の暖房準備などをする筈もなく、朝は下宿から校庭を抜けて教室前の廊下の窓から時間ギリギリに駆け込むのが常であった。

さて例によって二人に何の世話を焼くでもなく数ヵ月が過ぎたが、盛岡から来た転校生はいわゆる弊衣破帽のバンカラスタイル。私の高校は当時は男子校だったが数年前の校内改革により自由服通学になっていたので、当時地方の高校によく見かけられたバンカラスタイルはやはり目立つ。彼も初めは自分の出身高校の校風を維持しようと考えたらしいが、ある日私に相談してきた。

「髙橋君はいつもジャージにサンダルだけど、問題はないのか？」

私は大学紛争の流れが我々の高校にも及び、幾多の学校側との団体交渉の末、我々が勝ち取った自由の証として現在の自由服通学が認められるようになったこと、しかし私はというと私服など持っているはずもなく、自分もクラス委員長としてこの活動を支持した側なので、今更学生服を着るわけにもいかずこうしていることを説明した。

だまって聞いていた彼は、どうしたわけか翌日頭を丸め、相変わらずのボロボロ学生服にゲタの姿で登校してきた。私の話をどう理解したかわからなかったが、なにしろ自由服登校なのでそれはそれで良しとした。

一方、右隣の東京から来た転校生は、ある日昼休みにいやらしい感じで（当時の私にはそう思えた）私に話しかけてきた。

「髙橋君、エロ映画観に行かない？　仙台よくわからないから連れて行ってよ」

と何の訛りもない東京弁で軽やかに言った。

私は、まだそんなところに入ったことはなかったが、田舎者と思われるのは嫌なので
「いいよ、土曜日の学校終わってからな」

と答えて、さっそくその日の放課後、東北大学病院近くのくだもの屋の裏にあった『コニー劇場』（多分そんな名前だったと思う）を下見に行き、いかがわしい上映映画の看板を確認した。

そして当日、私は高校生と悟られないようにわざと低い声で「大学生二枚」と言い二人分のチケットを買った。初めてのことで、ある種の期待と補導でもされたら

どうしようかという不安で、自分の心臓の音が聞こえるほど緊張していたが、彼は慣れているらしくポップコーンなどを買い込み落ち着いたものだった。

やがて周りが暗くなり映画が始まった。『美空ひばりお姫様シリーズ』(ん?・?)まあこれは次回映画の予告編で、すぐにいかがわしいパート天然色の映画が始まるだろうと思って待ったが、いつまでも美空ひばり独特の芝居がかったセリフが館内に響くばかりである。隣の東京小僧が小声でささやく。

「髙橋君どういうこと? 君は知らないかもしれないけど、これはエロ映画ではないよ」

そんなこと私だってわかっている。不機嫌にポップコーンを食べ散らかす彼を無理に急き立てて途中で映画館を出た。

夏の終わりの明るい日差しの中、出てきたばかりの映画館を振り返ると、入る時に掛かっていたお姉さんのいかがわしい表情の看板は、あの何とも評価しようのない美空ひばりのお姫様の看板に変わっていた。東京小僧が言った。

「あのさ、こういうエロ映画と邦画を週立てで交互にやる映画館は東京にもあったし、この映画館も午後から封切り映画が変わったんだよ！　それを確認しなくちゃ……」

私が押し黙っていると、彼はこう付け加えた。

「じゃあさあ、今度一番町裏にストリップ小屋を見つけたから、そこに行こうよ」

私は呆れ果てて何も言わなかった。それから彼とはつるんで遊びに行ったことはなかったと思う。三年生になって我々はクラスが別々になりそれ以上の付き合いはなかった。

卒業してしばらくして、東京のストリップ小僧は大手の証券会社に入り、盛岡一高の丸刈り君は大学の研究職についたことをうわさで聞いた。

出稼ぎ

――令和三（二〇二一）年九月二五日

「邦ちゃん、俺んとこの父ちゃん東京から帰ってくっけど遊びに来るか？　お土産あるかもしれねえしさ」

ひろちゃんが雪解け間もない暖かい日差しの差し込む週末の教室で、窓にまたがったままこっちを向いて言った。鼻の下が乾いてカピカピとなった顔は、いつもより明るく声も弾んでいた。

ひろちゃんは私の通学途中にある農家の子で、私はというと毎日早朝にひろちゃんの家に寄り、居間の斜め向かいにある馬小屋で飼い葉桶に餌用の藁と水と食塩のかたまりを用意して敷き藁を馬小屋にばらまいた後、ひろちゃんの家族を起こし、炉端で家族が揃うのを待って朝ご飯を一緒に頂いた後、ひろちゃんと一緒に登校するという生活だった。決して裕福な家でないことは子供心にわかっていたが、私の親もひろちゃんの家族も何も言わなかったので自然に私の朝の習慣となっていた。

そのひろちゃんのお父さんが、出稼ぎから帰ってくるという。今にしてみれば何とも図々しい話であるが、何しろ東京からのお土産だ、見たこともないものが食べられるかもしれないと私も楽しみだった。

昼過ぎに私たちはひろちゃんの妹と三人で、町はずれのバスの終点場所にひろちゃんのお父さんを迎えに行った。バスをいくつかやり過ごしながら（なにしろ当時は携帯とかもちろんなく、ひろちゃんの家にも電話はなかった）おじさんの帰りを待った。

周りが薄暗くなり中の様子が車内の明かりで見えるようになった頃、おじさんが両手に紙袋だの風呂敷だのをいくつも抱え込んでニコニコ顔でバスから降りてきた。妹は顔をクシャクシャにして父親の腕にしがみつき、ひろちゃんも嬉しそうにおじさんの風呂敷包みを持った。おじさんはワイシャツに上着を着こんで、私の見慣れた野良着の恰好とは少し違うように見えたが、日焼けした顔と笑い顔はいつものままだった。

「おう、邦ちゃんも来てたのか。いがった、いがった、東京のお土産やっからな」

私たちは暗くなった道を歩いてに帰り、ひろちゃんと妹と私、それからおじさん、おばさん、ばあちゃんとひろちゃんの家族全員(?)で炉端を囲んだ。

ひろちゃんは『小学二年生』というふろく付きの雑誌と、新しい運動靴と巨人の野球帽がお土産だったし、妹は赤い靴と人形をもらって大そう喜んでいた。

「邦ちゃんこれ食べてみろ、うまいぞ!!」

とおじさんが言って、くしゃくしゃの紙袋から〝東京名物かみなりおこし〟と書いた四角い缶の箱を取り出した。それをおばさんが私たちに分けてくれた。私は、数個を一気に口に詰め込んだ。その途端「ガリッ!!」という感触とともに、生えかわりの時期だったのだろう前歯が折れた。それほど固いものだとは想像していなかったのだ。私の歯は〝かみなりおこし〟の欠片とともに胃の中に納まった。前歯の抜けた私の顔を見て、ひろちゃんの家族皆が笑った。ばあちゃんも自分の歯だってないくせに大口を開けて笑った。私も受け狙いでばあちゃんに歯の抜けた口を見せ、ばあちゃんの入れ歯がカタッと下に落ちるのを見ながら何度も何度も笑った。あんなに笑い続けたことってなかったなぁと今でも思う。私にとっては、私を自分の子のように受け入れてくれたひろちゃんの家族との時間は何とも楽しいものであった。当時私の両親は忙しく、家族揃って食事をするということもめったになかった。ひろちゃんの家で過ごす時間が自然と多くなったのは、私のそういった家庭環境もあるのかもしれない。

やがて私は中学から仙台に移り、ひろちゃんとは成人式で会うこともなく、年月が過ぎた。馬のいた茅葺の家が既になくなったことは知っていたし、風の便りにひろちゃんが埼玉で大工をやっていると聞いた。

今でも上京時に東京駅の賑やかなお土産売り場でたまに〝かみなりおこし〟を見かけると、ひろちゃんの家族とばあちゃんの入れ歯の落ちた笑い顔を、ほんの少し切なさが入り混じった懐かしさとともに想い出す。

野球

――令和三（二〇二一）年一一月二七日

「監督、肩が、肩がもう動きません」

地域の防災少年野球大会の初戦、我が二丁目チームのエースであるK君はマウンドにガクッと膝を落とし、監督である私に言った。

「そうかぁ、しょうがないな。じゃあピッチャー交代、Y君！」と私は審判に告げた。

ベンチに戻ると他の子たちが「あいつまたかよ」と不満そうな顔をしてブツブツ言ってる、いや言いたそうだったので「駄目だよ！　K君だって一生懸命やったんだから」と私は言った。

「だって、あいつフォアボール続いて嫌になるといつも肩が痛いだのなんだの言うっけよ」と小柄だけど野球が得意なショートを守るＩ君。

「先週の試合だば足がつって動かねえ、とか言ってらけじゃ」と口をとんがらすＳ君。

「まぁいいさ、怪我さえしなければ勝ち負けはいいから」と私。

リトルリーグにも所属しているＩ君が
「監督！　それだと駄目だと思う。厳しさがないとみんなだらける！」と私を責めたが聞こえないふりをした。

私は息子が小学校にあがったのを機に、欠席人事で町内子供会の会長となり、男性役員は私だけだったので自動的に夏休みに行われる野球大会の監督に就任した。毎日だったか毎週だったか忘れたが、朝六時から始業前まで近くの公園で練習に励んだ。クラブチームに入って野球やっている子と、全くやったことのない子の混合チームのため、技量に関しては大きなレベルの差がある。息子は私とキャッチボールをやったことがある程度だったが、人数が少ないので七番ライトということで収まった。

試合の中盤、その息子の前にフラフラとボールが上がった。

私も子供たちも全員「アッ！」と心配の声を上げ、数人は自分のグローブで顔を覆った。息子はボールに合わせてフラフラと落下点まで走り、おそらくは偶然開けただろうグローブにこれも偶然のようにボールがすっぽりと入った。

悲鳴は歓喜に変わり、ベンチに戻って来た息子に仲間が次々と声を掛けた。私が「よかったな」と言うと息子は「別に」とさも平静を装ったが、顔が紅潮していたので嬉しかったに違いない。

さて、まわりの大方の予想に反して我がチームは健闘し、同点のまま最終回に入った。打者も一巡したので初めから私が子供たちに話しておいたように、全員参加の野球ということで一人残っていたM君を代打指名した。M君は喘息持ちで、野球は殆どやったことがなかったが、一つ年下のしっかりした妹さんがいて、彼女が朝練習中に私のところにやって来て言うのだった。

「うちのお兄ちゃんは喘息なんですけど、少しでも運動した方が良いとお父さんが言ってたので、チームに入れて下さい」

そんなこともあって練習によく出てきていたのだが、あまり頑張ると息苦しくなるとのことだったので私も注意して見ていた。当のM君、試合始めから買ってもらったばかりの真新しいグローブにボールを何度も放り込みながら、やる気満々だったのである。

試合は思いがけない一点差。そんな状況でのM君の代打指名にまたもチームメイトはブーイングである。例によって私は聞こえない振りをして、M君に一番軽めのバットを手渡した。しばらくして子供たちがグランドを指さし、「アー」と騒ぐので振り返ると、なんとM君バッターボックスではなく、ホームベースの上に立ってバットを構えている。ついでにバットを握る手も左右反対である。

私も動揺しながら駆け寄り、慌てた素振りを見せずにその場でM君にバットの握り方を教え、右のバッターボックスに立たせ、もし打ったら右の方が一塁だからあっちに思いっきり走って行きなさい、と指示した。

M君は既に額に汗をかいて緊張している。相手チームのヤジと、背中に自分のチームのベンチの子供たちの諦めに満ちた空気を感じながら、私は成り行きを見守った。

明らかなボール球を二球続けてM君は空振り。例によってI君が「監督、あいつ目つぶったままバット振ってます。注意してやって下さい」と口を尖らす。

三球目。M君が目を開けたのかどうかは不明だが、ボールがバット目掛けて飛んできたのかと思うほどラッキーなことにM君の振ったバットにボールが当たり、ショート後方へのいわゆるポテンヒットになった。

ベンチは大興奮で全員が立ち上がり、I君もS君も息子も肩を負傷（？）したK君もみんな大歓声を上げた。そんな歓声の中ふと一塁方向を見ると、なんとM君は一塁ベースを過ぎても止まることなく、ライトの向こうを目指して全力疾走している。しまった。ベースを踏んだ後のことまで教えていなかった。

足の速い子二、三人を急き立ててM君を追いかけて迎えに行くように言った。必死に走り続けるM君と、それを追いかけて走って行くチームメイト。子供たちの背中の先に見える小学校校庭の土手の上には、夏空に白い雲がポッカリと浮かんでいた。

第四章　2022－2024

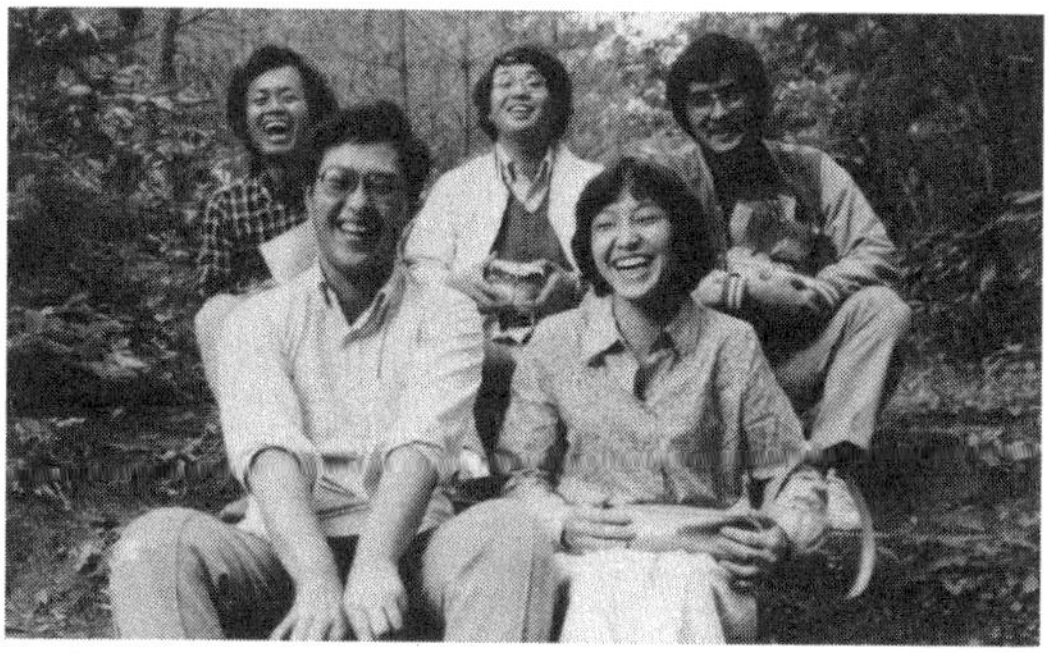

休日に仲間と角館に遊びに行った時。ただただ毎日が楽しかったんだろうな、と今にすれば思う。〔編集部註：前列左が著者〕

だまされる

――令和四（二〇二二）年三月二九日

最近はオレオレ詐欺とかネット上の特殊詐欺とか、少し油断すると日常生活の中にだまされる事柄が紛れ込み、特に高齢者は大変な目にあっている。事と次第によっては、だまされる方も悪いと言われかねない社会風潮ではあるが、思えば私もそこそこだまされた覚えがある。

小学校に上がる前だと記憶しているが、三つ年上の姉にだまされた。

私が母親からもらったジュースを持っているのを見て、「そのジュースをくれたら不思議なジュースを十円で売っている店を教えてやる」と言う。なんでも〝ビンの底についている白いヒモを引っ張ると、いくらでもジュースが出てきてビンがいっぱいになる、飲んでも飲んでも減らないジュース〟ということだった。信じ切った私は姉にジュースを差し出すと、早速小遣いの十円玉を握りしめて教えてもらった店に行ったがそんなジュースなど売ってるはずもなく、「邦ちゃんだまされたんだ！」と店のおばさんに笑われた。これが私の記憶に残っている人生最初の〝だまされた〟経験である。姉は覚えていないと言うが、だまされた方はしっかりと覚えている。

この姉はよく私をだました。小学校低学年の頃、姉・私・弟の三人で小遣いを貯めて缶にいっぱいになったら分けようということになり、私と弟は仏壇の中に隠した空き缶に毎日小遣いを入れた。お金を入れるたびにカンカンと音がするのが嬉しくて、貯まるのが楽しみだった。ところがある日、缶のお金が突然なくなった。姉たちは「たぶん泥棒だ」とか言っていたが、今にして思えば犯人の目星はついている。当時まだそこまで気のまわらなかった私と弟は、ただ茫然とするしかなかった。

中学の頃、仙台の街中で見知らぬ大人に呼び留められた。

「学生さん、このチケットあると、一年間日本中の映画館どこでも、タダでロードショーを好きなだけ観られるよ」

私は嬉しくなってそのチケットを買い、次の日曜日近くの映画館に行ったが、売り場のおばさんに「兄ちゃんもやられたんだ」と気の毒そうに言われた。だまされたのは私だけではなかったんだと自分を慰めた。

時は経って大学の学生時代。パチンコ屋で隣の席の頭にタオルを巻いたタバコ臭いおじさんが、突然話し掛けてきた。

「お兄さん、俺すっかりスッてしまってさ、家に帰るバス代もないのさ。悪いけど少し貸してくれや。来週の今頃この店で利子付けて返すからさ」

利子はともかく気の毒だと思い、なけなしの数千円貸すことにしたが、以後パチンコ屋でおじさんを見かけることは二度となかった。

さらに研修医の終わり頃、かつて虫垂炎で私たちの病院に入院したことのある女子高校生が訪ねてきた。親に相談出来ない手術をすることになったが、援助を受けることが出来ないため困っているとのこと。そこで、歳の近い主治医だった私を頼ってきたらしい。私も薄給の身を省みずそれなりの手助けをしたが、その後の消息は今もってわからない。

私の仕事は時に〝だまし〟という要素が入り込むことがある。

私も仕事柄、心配性の患者さんや大病を得て不安を抱えた患者さんとその家族には、時に激励や慰めの意を持って、事実と大きく異なることはないとしても、やや遠回しに言ったり穏かな表現で病状の説明をすることはある。医療は常に現実と科学のはざまを一定の振り幅を保ちながら成立している。これは〝だまし〟でもなければ〝ウソ〟でもないだろうと、私はこの行為を自分に納得させている。

いずれにせよ、また事の大小はともかく、長く生きていれば皆だまされることの一つや二つは経験するのだろう。私自身も大なり小なり同じような経験をしてこの歳になったことを考えれば、ほんの少しの笑いとともに思い出すことが出来るような〝だまし〟であれば、それはそれでよろしいのではないか、と私は思っている。

ちなみに、家内は昔からよくしゃべるタイプではなかったが、結婚前に付き合っていた頃、「私は人生を共にすると心に決めた人には優しく尽くすタイプだと思う」

とつぶやくように言ったのを私は聞いたような気がするが、多分私の思い違いだったのだろう。

弟 その①

――令和四（二〇二二）年五月二七日

昭和四十年代の話である。

「兄ちゃん、先に帰ってるからな！」

私が通っていた東京の大規模予備校で、授業が終わった途端に教室の最後尾にいた弟が、最前列で受講していた私に大声で叫んだ。途端に教室中からどっと笑いが起こった。

私たち兄弟はいわゆる〝団塊の世代〟より少し下の代にあたる。当時は受験生の数も多く、予備校も大教室で人気講師の授業ともなると一教室に数百人がギュウギュウに詰め込まれた。当然教壇のマイクで話す教師の声もよく聞こえず、大書きされた板書も遠すぎて見えない。教室の横の壁に何列か毎に付いているテレビモニターとスピーカーでやっと授業が成立しているという有り様だった。そんな状況下で弟が兄に声を掛けた訳で、兄弟揃っての浪人と思われて大爆笑となったのであろう。

弟は当時盛岡の高校に通う高三の受験生で、夏期講習を前に母親に頼み込んで東京で既に浪人生活をしていた私の六畳一間のアパートに夏休みの間転がり込んだ。私のアパートは中野の築数十年は経っているであろう木造二階建ての古めかしい代物で、風呂は近くの銭湯、トイレは共同で水洗であるはずもなく、エアコンなどは当然なし。洗面台を兼ねた小さな流しの脇に古びたガスコンロが一個付いていただけだった。

私が持ち込んだ物といえば、上京した際に新宿の中古屋で買った引き出しがうまく開かない事務用机一つと実家から送ってもらった布団一組、そして本を詰め込んだカバン一つだけである。当時はコインランドリーもなく、私は洗濯をしたことがなかったので、下着は汚れると段ボールに入れて実家に送っていた。弟が上京したので布団は敷布団と冬物の毛布を敷いて、その上にランニングシャツとパンツだけで寝ていた。食事はというと段ボール箱を逆さにして、バナナとインスタントラーメンばかりを食べていた。

授業のない猛暑の週末はアパートの窓を開け放ち、喉が渇くと弟はスーパーで買ってきた牛乳ばかりを飲んでいた。ある日トイレから帰ってくると

「兄ちゃん、白へビの祟りだ！　ウンコが真っ白になった！」

と言いながらへらへら笑うので、私は余計暑さを感じてイラッとしたものである。弟はまだ現役だったが、私は浪人の身で後がないわけで、真剣さに差がある。息抜きにたまには映画でもと思って、当時評判の『燃えよドラゴン』（中国人の主人公がカンフーで敵をやっつける痛快物）を二人で観に行ったが、渋谷の映画館を出て来ると弟は相当に影響を受けたようで、しばらくの間主人公ブルースリーの目つきや動作を予備校の行き返りにマネをし続けた。休み明け岩手に帰ってからは更にヒートアップしたようで、頭髪は主人公と同じようなカットにして何やら突然奇声

を上げて飛び上がったとたんに実家の鴨居に頭をぶつけて出血したと母親が呆れたような声で電話をくれた。

そんな弟は私に倣ったのかどうかは別として、卒業後の浪人時代を経て東京大学の医学部に入学した。大学卒業後は岩手に戻り私と同じ大学の麻酔科に入局し、私の同級生や先輩の先生方に御指導頂いたようだったが、照れくささもあって大学では私はあまり関わらないようにしていたし、弟も病院の廊下ですれ違うと何故か知らんふりを決め込むようなこともあった。そのくせたまに実家で一緒になると

「兄ちゃんは長男なんだから母親の将来の世話と実家のやりくり、それと墓守りは兄ちゃんの責任だからな」

といつも同じことを私に言う。

「ところで次男であるお前の責任はないのか？」と私が言うと、

「俺は次男だから全く自由だ！」と平気な顔をしていた。

家内が「伸ちゃん（弟のこと）、いつも勝手なことばかり言ってるよね。末っ子でお義母さんにいつも甘えてばかりなくせして……」とブツブツ言っていたのもそ

の頃である。

　そんな私も歳のせいかあの頃弟と東京の貧乏アパートで生活した暑い夏の日々を、最近妙になつかしく思い出すのである。

（次回に続く）

弟　その②

――令和四（二〇二二）年六月二四日

私が東京での病院勤務を終えて大学に戻り、医局から毎週土曜日に派遣されていた北上済生会病院で仕事をしていたある日の午後、突然弟から電話が入った。出張先にまで電話なんて何事かと思ったが、電話の向こうではいつもの声。

「兄ちゃん、ちょっと話があるんだけど……。昼飯付き合ってくれないかな？」

隣町の県立病院に勤務していた弟と時々待ち合わせては昼食を取っていた病院前のうなぎ屋で会った。弟は丼をほおばりながら言った。

「兄ちゃん俺なんだか胃癌らしいんだよね」

変わらぬ表情の弟の顔を見ながら私の箸が止まる。

「と言うことで俺、麻酔科だから胃癌のオペはしょっちゅう見てるけど自分のこととなるとさ……で、兄弟ということで内科の先生の話聞いてくれないかな」

早速、次の週末弟が勤務していた病院に出向き、主治医と会った。主治医にとっても辛い話だったに違いない。毎日顔を合わせている同僚が患者な訳で、何より決して〝早期癌〟とは言えない状態であったのだから。説明を受けて私は出来るだけのことはしてやろうと思い、翌週早々、進行癌治療では当時国内有数のレベルにあった私の前勤務地である都立駒込病院の元上司に相談した。元上司のS先生は淡々と、しかし明確な判断をしてくれた。

①弟さんの胃癌の進行状況からみて、どこの医療機関で手術しても治療成績に大きな違いはないと思われる。
②そうであれば、今の弟さんのおかれた職場及び生活環境を第一に考え、術後そしてその後の日常が安定して過ごせることを最優先すべきと思う。

私は弟と相談し、弟は自分の勤務先の病院で手術を受けることになった。また高齢の母親に心配させたくないと言う弟の意向により、私と家内以外は兄弟も含めて事実を伏せたが、その判断が正しかったかどうかは、今でもわからない。ただ母親は敏感に何かを感じ取ったようで、

「伸明（弟の名前）、少し顔色が悪いけど名のある病気ということはないだろうね？」

と実家に帰ると時々心配そうな顔をしていたのを見るのが辛かった、と病床に伏せることが多くなった頃に弟が私に話してくれた。

その後、弟は典型的な術後合併症の一つである腸閉塞を時々繰り返し、私が駆けつけて胃チューブを挿入したりして術後の数年を過ごした。やがて再発が確認され、当時の私の勤務先であった県立中央病院で再手術を行うこととなった。手術の目的は癌再発部で狭窄が起こった消化管の通過不良部分に対してその狭窄部を迂回するバイパス手術であり、決して癌自体の進行を止める目的のものではなかった。

再手術の日、思いのほか時間が掛かっているようで、手術が終わるまで自分のオ

フィスで待つのは何か間が持たず、病院横の駐車場の土留めブロックの上に腰を下ろして時間が過ぎるのを待った。

「二十九歳かぁ……。六人兄弟の末っ子のあいつが子供の頃から母親にべったりだったのは、こうして他の兄弟より母親と早い時期に別れることになる運命だったからなのかな……」

などと、ぼんやり取り留めもないことを考えていた。

さんさの祭りが近かったのだろう、初夏の盛岡の澄み切った空に聞き慣れた太鼓や笛の音が遠く近く聞こえる。そんな街の賑わいと息遣いの中、あの東京での予備校夏季講習会の時の弟の声が聞こえたような気がした。

「兄ちゃん、先に行ってるからな！」

遊び

――令和四（二〇二二）年七月二八日

〝遊びは子供のエネルギーである〟ことは間違いないと思う。言葉を変えれば子供は遊ぶためにはいかなる努力も惜しまない。

子供の頃、私は時々虫歯の治療のために、隣町に一軒しかなかった歯科医院に親にバス代だけ渡されて嫌々行かされていたが、その医院に同じ歳位の先生の息子が盛岡から時々来ており、「治療が終わった後息子と遊んでやってくれ」と頼まれたので、私とは違ってやや小綺麗な身なりであったことが少々気になったが遊んでやることにした。

当時は珍しかった子供部屋に通されると、見たこともないようなレーシングカーのおもちゃがあった。そんなこともあってこの子とは、歯の治療がない時もバスに乗って隣町へ行き数回遊んだが、やがて地元の町での私の悪行が耳に入ったのかお呼びが掛からなくなった。〝なんだ！〟と私は思ったが何しろ他の遊びが忙しく、その子のことは忘れていった。

近くの旅館に同級生のタケちゃんがいて、タケちゃんはじいさんばあさんにひどく可愛がられていたようで、奥間のタンスの上にはおもちゃの箱が山積みになっていた。私たちが行くとタケちゃんが踏み台でそれを一つずつ下ろしてはその日はそれで遊ぶのだが、私的には他のおもちゃも見たいのでタケちゃんに「とにかく棚の上のもの全部下ろして箱から出せ！」と迫ったら泣きだした。そしてやはり私の遊びの誘いにも反応がなくなった。

当時のテレビはチャンネル式で、しばらく使っているとガタガタになりポロッと抜け落ちたりしたものだった。自分がなぜそんなことをしたのかその時の気持ちはよく思い出せないのだが、私のポケットには友達の家のテレビチャンネルがいつも数個入っていた。

「邦ちゃん、おら家のチャンネル持って行ったからペンチ使ってチャンネル替えている」

と友達がブツブツ言ったが「返してくれ」とは一言も言われなかったので、そのままにしていた。案の定、やがてその子の家に呼ばれなくなった。弁解する訳ではないが、子供は時々意識せず罪を犯す。

私のかかりつけ医でもあった近所の開業医のところに学年が三つ四つ上のお兄さんがいたが、どういう訳か私はその医院の注射器や薬が入っていた小さな箱が欲しくてたまらなかった。かすかに残る消毒液の臭い（？）と見たこともないキッチリとした箱の形がひどく気に入っていたのである。その薬のカラ箱欲しさにそのお兄さんに言われるがまま、医院宅の畑でスイカ作りを手伝っていたが、修学旅行でお兄さんが居ない時にそのスイカの水やりを頼まれた。少し栄養を付けてやろうと思って自分のおしっこを掛けたり、一日に何回も水をやったりしたのが悪かったのか、そのスイカは小さいままで黄色に変色して枯れた。私は誰に咎められることもなく（白状はもちろんしなかった）、その後も薬のカラ箱をもらう恩恵にあずかった。

私の息子は渡米中、地元の小学校に通っていたが、いわゆる普通の町の学校なので毎日ＥＳＯＬという午前中十五分の外国人向けの英語教室があっただけで、それ以外は近隣の子供と学校生活を過ごしていた。もちろん渡米前に特別英語を勉強させた訳でもなく、英語力は皆無であった。

ある時私は息子に聞いた。

「周りは外国人ばかりで授業もわからないだろうし辛くはないか？」

日本の学校でも遊ぶことに全力を集中していた息子は、

「いや、授業は英語で何言ってるかわからないから遊びと同じ。日本にいると勉強しないといけないからこっちの方が楽しい！」

やがて、数ヵ月すると国籍もわからない子たちが大勢我が家に来てワイワイ、ガヤガヤと遊ぶようになった。

一方で息子は当時流行り始めたテレビゲームのソフトで遊びたい一心から、一軒横隣のスペイン人兄弟と仲良くなったようで、学校帰りにはその家に上がり込み、毎日夕食時に迎えに行くまで遊び呆けている始末だった。しばらくして子供同士で怪しげなスペイン語で話すようになり少々驚いたが、〝遊びたい一心〟は子供にとって何よりも大切なエネルギー源だと思った出来事であった。

木に登る

——令和四（二〇二二）年八月二九日

世の中には、おだてると木に登る人もいるらしい。木に登るのは勝手だが、たまに降りて来ない人がいる。これは登ったまま降りて来ない本人の責任もあるだろうが、おだてて木に登らせてしまった側にも責任はあるだろう。

最近よくテレビに出てくる予備校講師の先生が、東大卒の若者に向かってこんなことを言った。

「君たちの東大卒という肩書は、卒業後一年間は社会的に大きな力となって君たちの役に立つだろう。しかし、二年目以降はその力は消えてなくなり、かえって負の要因となることが多いことに気が付くべきだ」

「そんな君たちが学歴に足を引っ張られないようにするには、たった一つの方法しかない。漠然とした自信とプライドをかなぐり捨てて、いかにして社会一般のものの見方、世間の状況まで自分の目線を下げ続けるか、ということだけです」
「うーん、なるほどね」と、東大とは縁もゆかりもない私は思った。

この話の意味合いと少し異なるが、他人や世間から一時的にでも大きな評価を得たり、思いがけずあるポジションを得ると、少しずつ勘違いが始まり、自分の力と評価を過信してしまい、その結果その位置から降りてこられなくなる人がいる。わかりやすく言うと○○会長とか○○先生とか○○長と言われる人たちのことである。

肩書の付く立場になると、知らず知らずのうちにその人は木に登った状態になる。何かの拍子にマスコミに取り上げられたりしようものなら、それはもう一大事である。例えば私は岩手郡五市町の医師会会長である（偉いでしょ？（笑））。それこそ先輩の先生におだてられて木に登ったのはいいものの、木を降りようにも降りられない。代わりにやってくれる人が出てこない。つまり降りようにもはしごを外された状態である。
で、立場上色々な会合で例によっていい加減な挨拶をしたり、行政とか県内主要医療機関やその他の人たちと代表者会議といったようなものに出席したりするわけだが、中には何かと私を持ち上げたり利用しようとしたりする人も出てくる。自分で言うのも何だが、私は決して木に登らない。正確に言うと木に登るだけの能力や体力がないのは自分でわかっているし、すぐ降りることになる木なら登らない方がいいと思っている。余計な肩書はない方がよろしいに決まっているし、何より面倒くさい。所詮我々は自分の身に付いた力の範囲で生活していくしかないのだから……。

話は変わって、私は当院のスタッフを基本的には褒める。場合によっては褒めちぎる。グチグチ文句を言う時もあるが、出来れば良い人でいたいし、スタッフからの一定の好感度は保っていたいタイプである。開業二十数年の間には、スタッフの中には木に登って降りて来られず、結局周囲とのあつれきに負けて退職した人もいる（私自身が力ずくで引きずり下ろしたことは一度もない、と私は思っている）。

こうして考えてみるに、一度安易に木に登ってみたものの、ハッと自分でその危なさに気が付いて、自ら木からスルスルと降りる人が私には魅力的に見える。自分の判断で木を降りる能力こそがその人の真の実力とさえ思える。このセンスのない人とはあまり私は友達になれないし、向こうも私を嫌うだろう。

〝学歴と肩書きは足を引っ張ることがあっても、何の役にも立たない〟というのは私の持論だが、私のやっかみも相当に入っているのだろうことは間違いない。

日曜日　その①

――令和四（二〇二二）年九月二四日

朝五時起床。夜の九時過ぎには寝てしまう私は、この時間になると目が覚める。正確に言うと夜のうちに二回ほどトイレに起きるのだが、いずれも若い頃は想像もしていなかったことではある。日曜日にこんなに早い時間に起きてもしょうがないのだが、数年前から、知人から二十数万円で譲り受けた二十年以上も前の古い車で出掛けることにしている。この車は今はやりの装備は一切なく、エアコンとラジオが付いているだけでいたってシンプルである。走るたびにあちこちギシギシいうし、坂道や高速道路ではややへたり気味に走る。まぁ私にとってはそれが丁度良く、走行距離も十万㎞を超え愛情が湧いてきた、というところである。

さて、ガソリンは土曜日のうちに満タンにしたし、助手席には近くのコンビニで買ったお茶とコーヒーと鮭のおにぎり。走り始め、家の前の通りに出てから〝さぁ今日は何処に行こうか？〟と考える。今日は天気もいいし世間では夏の始まり、というこことになっているのでやはり海だろう、と思う。しかし、目的地にそのまま行くのは芸がなさすぎる。六時前に出発して数時間で海に着いたところで何をしていいかわからない。とりあえずなじみのある国道四号線で、岩手町—葛巻—岩泉—田野畑を経由して北山崎、久慈といったところまで行くか……。私のようなレベル（？）になるとあちこちと経路を変える術も知っている。まず岩手町に入り葛巻に抜けることになるのだが、ちょっと外してさわやか内科クリニックの角を右に回って江刈内に入る。しばらく行ったところで車を停め、この車の唯一の取柄である屋根を全開にしていわゆるオープンカーにする。このオープンカーにするにはタイミングというものがあり、盛岡・滝沢では決してやらない。山の中に入って人通りがほとんどない道に入ってからが出番である。おっさんがオープンカーなんぞで不似合いなドライブなんぞしていいようものなら、若いヤツに石でも投げられるに決まっている。

私はそういう意味では常に世間に気を遣って生きているのである。案の定、山道は対向車も全くなくザワザワとした木々の音とミーンミーンとかギイギイとか、とにかく訳のわからないほどのセミの大合唱である。しばらくして山道を抜けて昔懐かしい肥しの臭いのする牧場地帯を左に抜けると、前方にノロノロと走る、町では見たこともないような二連結の大きなトラック。車上の煙突からディーゼルと思われる黒い煙を吐きながら道路いっぱいに走っている（外来で葛巻から来る患者さんに聞いたらチップ（木材チップ）を運んでいる車だとのこと）。しばらく後を付いて走っていたが、トラックがなかなか道を空けてくれそうにもないので見通しの良い直線で追い越しをかけた。そうしてトラックの前に出た途端、トラックの運転手が窓から顔をだして大声で叫んだ。何を言っているのかわからないが悪口に決まっている。そこで私も「黙れ!!　このウンコタレ!!」と大声で怒鳴って走り去った（小学生か?）。

　どういう訳かこれですごくすっきりして気持ちが上がった。ストレス発散とはこういうことなんだろうなと思った。しかし、トラックの運ちゃんに罪はない。自分たちが日曜日にもこうして一生懸命に働いているのに、いい歳をしたおっさんがオープンカーでチャラチャラしているのを見たら、悪口の一つも言いたくなるのは当たり前である。私だったらバケツ一杯のチップを頭からかぶせてやろうと思うだろう。

そうこうしているうちに葛巻を抜けて岩泉に入る。岩泉でまず寄るところは決まっていて『道の駅いわいずみ』である。というよりここしか知らない。いつものように駐車場前のテント店で鮎とヤマメの塩焼きを頼む。ここのおじさんは私に毎回同じことを聞く。

「旦那さん、どっから来たの？　フーン、わざわざ遠くから……今日ヤマメがいいよ！　よく焼けてるのがあっからよ！」

と言うがいつも半焼けである。いつだって私はそれを我慢して食べるのだ。時刻は九時過ぎ。まだまだ私の日曜日は続く。

日曜日　その②

——令和四（二〇二二）年一〇月二三日

（数年前から私の日曜日の主たる過ごし方になった近場のドライブは続く。）

『道の駅いわいずみ』を出て、しばらく国道を走って間もなく左に曲がって田野畑へ。ここでも寄るところは決まっていて、まずは『田野畑銀河ステーション』のトイレに駆け込む。駅の売店で田野畑地産の缶コーヒーとアイスクリームを買って駐車場でアイスクリームを食べた後、また車に乗り込む。次はこれもまたお決まりの、田野畑沿岸寄りで三・一一以降仮店舗でこじんまりとやっている魚屋へ立ち寄る。小さいながら旨そうな鮮魚が並ぶ。

しかしここで勝手に買い物をしてはいけない。店を一度出て家内に連絡を入れる。

「今日、白身の魚が旨いらしい。オレとしてはホヤも買いたい」

「白身って正確には何よ！　ちゃんとサクになってる？　ホヤも食べれる状態のものにしてよ。それ以外は何も買って来ちゃ駄目だからね！」

用意したクーラーボックスに買ったものと氷とを入れてもらう。許可なく買って帰ろうものなら後が大変なのである。

さて、私が以前好んで通っていた海岸線に沿った細い道は震災以降ほとんど通れなくなり、海沿いの道はごく限られる。羅賀荘を経て北山崎、普代を通り過ぎ、途中海を眺める小高い景色の良い道端に車を停めて、前日買い込んだコンビニおにぎりと田野畑缶コーヒーを飲む。これが私にとってはなんとも幸福な時間である。

この歳になって突然始めたこの趣味を通して、自分が本当に楽しめることは案外限られていて、決して特別なことではなくごくささやかな非日常であることに気付いた。私はあまり外国旅行に行きたいとも思わないし、酒が飲めないこともあってコロナ以前から夜の街で飲み食いすることも楽しいとは思わなかった。何しろ面倒だし、このような付き合いのほとんどが自分で決めたことと言うよりは何かの予定や計画に沿って、というのが性分に合わないからである。だから、ゴルフだの魚釣りだの野菜作りだの、ましてや蕎麦を打つなどということにはまるで関心が向かない。私自身、以前からそうだったのだろうが、いつの間にかただただ自分の想いのままに時間を過ごしたいという気持ちだけが強くなり、世間の流行りとか他人に理解してもらおうといった想いが全くなくなった（世間ではこれをわがままと言う）。

少し周りが涼しくなってきたし、日も陰って来た。ここからは宮古まで戻って新しい沿岸高速道路を走って家に帰ろう。そろそろ車の屋根もたたんで仕舞わないとまた人目に付く。宮古からの道路は新しい道路と以前からの古い道路が交互に続く。運転中は色々なことを考える。考えるというよりは頭に浮かんでくる。人はよく何も考えずにボーとしている時間が云々、と言うが私には当てはまらない。子供の頃の思い出だったり、亡くなった両親や兄弟、友人のこと、自分のやってきたこととこれからの不安（健康上のことも含めて）、次から次へと止め処もなく浮かんでは消えて行く。しかも、いずれも深い意味合いを持つことなくただただサラサラと流れて行く。この時間もまた私にとっては気持ちの安らぐ時間なのである。時々健康面を含めてこういう時間を持てる状態にある今の自分をつくづく幸せだな、と思ったりもする。

夕方、五時過ぎに帰宅。今日は天気も良かったし完璧だった、と意気揚々と家に入ると、例によって録り溜めた事件物のビデオを夢中になって見ていた家内が私に気が付き振り向きざまに言った。

「あら、随分お早いお帰りだこと。夕食までまだ時間があるから、もう少し外に行って遊んできたら?」

私は子供ではない。

職人

――令和四（二〇二二）年一一月二四日

メガネの調子が良くない。テレビを観ながらソファーで寝てしまった際に、つい腕の下に敷いてしまったらしい。朝になったらフレームがひん曲がっていた。家内に見つかると何か言われるに決まっているので、わからないように古いメガネを掛けて、日曜日を待っていつもの眼鏡店に行った。

私は小学生の頃、学校健診で近眼と言われて母に当時から盛岡にあったS眼鏡店に連れて行かれた。目は体の一部だからしっかりとした眼鏡店に、という想いで母は地元ではなくわざわざ盛岡にあったこの店を選んだのだと大人になってから聞いた。その眼鏡店に私は今でも時々行くのだが、数年前までは身なりの整った品の良い年配のスタッフがいつも私の相手をしてくれていた。彼の手に掛かるとグニャグニャになった私のメガネは以前の恰好に戻り、ついでにクリーニングまでやってもらっていつもピカピカになって戻って来る。その度に、その手際の良さに私は感心するのである。店の人に聞いたら創業九十周年、ということだからいわゆる老舗である。私が子供の頃からの付き合いだからスタッフも何代か入れ替わったはずだが、技術と店の雰囲気がしっかりと引き継がれている。技術的進歩だけでは説明出来ない、老舗としてのやり方と職人としての技術を紡ぐ世界がこの店には確かに存在するのだろう。

最近我が家はある工務店に依頼してリフォーム行っているが、夜遅い時間まで黙々と作業をしてくれていた高齢の大工Sさんは、私たちが以前使っていた古い本箱や机、棚などを捨てるのはもったいないと言って見事に作り付け家具に再生してくれた。また、壊れていた古いソファーの修理をよわい八十歳を越していると言う家具職人のNさんに頼んだところ、これも見事に修理してくださり、そのソファーは再び我が家のリビングの必需品となった。いずれも見事な職人の技である。

職人という言葉に長い間憧れてきた。

一つの技を極めるために、一心不乱に打ち込む姿とその趣がなんともかっこ良く思えるからである。世間では色々な肩書や資格をもっている人がたくさんいて、その多才ぶりを周りが褒める。私の業界で言えば医師なんだけどタレントもやっている、医師なんだけど弁護士の資格も持って、ついでに国会議員をやっている等々。もちろん自分に出来る訳もないが、うらやましくもない。職人の在り方からあまりにかけ離れていて、かっこ悪いと思うからである。大工、左官、庭師、建具屋等の本来の意味での職人から始まって、芸術家や技術者、学者、料理人、各種のプロスポーツ、また一般的には職人と呼ばれないが農林業、漁業等ありとあらゆる領域でその道に集中している人は自分の志を貫くために相当なエネルギーを費やしてその仕事をしているのだろうし、たとえ余裕があったとしてもそれ以外のことに気を向けるなどということは決してないだろうと、私は考えている。それが職人のプライドであり自分の職業に対する志の高さというものだろう。

すべての職業に優劣の差などないのは当然であるが、一方で各々の領域にはそれぞれ一流から三流までの人が確かに存在する。だからこそその職人の仕事の在りようは社会から常に厳しい目で注目され、評価を受けることになる。私も医師として自分の選んだ道で一流の職人でありたいと常々考えてはいるのだが、この歳になっても折に付け道半ばどころか遠く及ばない自分に気が付いては愕然とするのである。

じいさんの生まれ変わり

――令和四（二〇二二）年一二月二〇日

岩手山から吹き降ろす粉雪が、あたり一帯を凍らせている。

まわり一面さえぎる物のない山麓で、三月の終わりだと言うのに酪農を営む患家にも吹雪かと思うほどの粉雪まじりの冷たい風が吹きつけた。一方で空はどこまでもまっ青に晴れあがり、山ひだの隅々まで見渡すことが出来る。

車から降りて主屋の玄関までは湿った地面に不規則に道に並べられた厚い渡り板をギシギシときしませながら進んだ。雪囲いで囲まれた薄暗い玄関に入り、声を掛ける。

「往診です。滝沢のゆとりが丘クリニックで〜す」と人気のない家の奥に向かって何度か声を掛けた。玄関の暗さに目が慣れないままその場に立っていると、いつものばあさんがいつものように曲がった腰に手をあてて出て来た。簡素な挨拶を済ませて、通い慣れた奥の間にあるその家の主である患者の寝室に向かう。

「今朝からなんぼ呼んでも返事しねくなった。時々深く息をするみてえに見えるけんども。先生、じいさんそろそろだべかね？」

洗い古した野良着の裾を直しながらばあさんが尋ねた。

「まぁ病気が病気だから、そういう時期になったのかもしれんね」と私。

部屋の隅に置かれた簡易ベッドの上の患者さんを見ると、下顎がさがり深い呼吸を繰り返す度に患者の白髪まじりのあごヒゲが上下に揺れた。

夫婦は結婚してほどなく何もないこの原野に開墾農家として入植し、二人の子供を育てながら酪農を営んできた。子供たちはご多分に洩れず遠くに就職することとなり、二人だけの生活が久しくなっていた。

一通りの診察を終えたが、確かに血圧も百を切り手足も胸も冷たくなり始めている。あと数時間と判断した私は

「近いかもしれないから、ばあちゃんも心づもりした方がいいと思う。私はしばらくここに居るから」と言い渡した。

カルテを書こうとしたが、居内といっても家の奥までしみこんだ寒さに手がかじかんだ。遅れてバタバタと部屋に駆け込んできた訪問看護師が、手袋をぬぎながら「おばあちゃん牛舎の奥にいましたけど、ここに居なくていいんですか？」と白い息を弾ませながら言った。

血圧を測りなおすと上の血圧は六十、下の方は触知しない。そろそろかと思い看護師を牛舎に呼びにやらせた。ばあさんが部屋に戻って私の後ろに座ってしばらくすると、玄関を隔てた牛舎の方から鳴き声とも悲鳴ともつかない牛の苦しそうな声が響いた。

「ちょっと失礼」とばあさんはそそくさと部屋から出て行き、しばらくすると何やら息を切らしながらまた私の後ろにちょこんと座った。

こんなことを何回か繰り返すうちに、いよいよ患者の呼吸が弱くなっていった。やがてその苦しそうな呼吸が止まり、私はその時が来たことを伝えようと後ろを振り向いたが、またばあさんが居ない。看護師に訊ねると、さっきから牛の声が聞こえる度に出入りしていると言う。

「すぐに呼びなさい、もう臨終なんだから！」と少々声がイラついたのが自分でもわかった。やがて肩に積もった雪を手で払いながら、ばあさんは申し訳なさそうな顔をして今度は夫の布団のすぐそばに座った。しばらくの間誰も口を開くことはなく、窓の外に垂れ下がったつららを通して、曲がりくねった光がストーブの上のやかんをにぶく照らしていた。突然「モォー!!」というひときわ甲高い牛の鳴き声が聞こえた。ばあさんは「それー！」といったような（？）不思議な掛け声とともに高齢とは思えないほどの勢いで部屋を飛び出して行った。と同時に患者の呼吸は完全に停止し、頸部、そ径部でも脈を触れることはなかった。

死亡診断書を書きながらふと人の気配を感じて後ろを向くと、息を切らしたばあさんが頭部から湯気を出し、手ぬぐいで自分の顔を拭いている。

「じいさん、逝ったべか？」

「うん、たった今亡くなった」

「んだかぁ、わかった。先生ありがとうな。ところでベゴのわらし生まれた」

「？？？？」

「逆子で大変だったけんど、いつもじいさんと二人でやるんだども、今日はオラ一人でやった。メスだったから高く売れるからいがった。じいさんの生まれ変わりだべかな？」

「ばあちゃん、なんぼなんでも生まれ変わりってのは……」と看護師がクスッと笑った。

その仕草が少々無作法と思いながらばあさんの顔を見やった。ばあさんは汗と溶けた雪、そして涙かなんかでぐちゃぐちゃになった顔を半分濡れた手ぬぐいでさかんに拭いていたが、しばらくすると言葉にならないおえつが小さく聞こえた。私は何と言葉を返していいかわからず、そそくさと後の処置を看護師に頼んで外に出た。

帰り際さっき来たぬかるんだ道の渡り板を、やっぱりギシギシと音を立てて踏みしめながら隣接する牛舎を覗き込んだ。出産時に子牛の足をひっぱったのだろう、滑車にかかったロープと無造作に積まれた藁の間から、生まれたばかりの子牛から立ち上る湯気と白い息が見えた。すっかり暗くなった野原の真ん中、エンジンを掛けながら乗り込んだ車の車窓に張り付いた氷が溶けるのを待っていると、ばあさんがガラスを叩いた。私が車の窓を開けると白いものが入ったビンを差し出す。

「これ今朝とれた牛乳だ。毎晩夕食前にじいさんと飲んでたけんど、今夜からはオラ一人だけだ」

冷たい風に吹かれて顔にかかる白髪まじりの髪を手で払いながら、ばあさんは少し笑んだように見えた。軽く礼を言って夜道に車を出しながら、一口飲んでみた。脂肪分が多くそれほど旨いとは思えなかったが、ほのかな温かさが喉元を通り過ぎた。


（医学雑誌：Medical Doctor　二〇一四年投稿）

グルメ

——令和五（二〇二三）年七月二二日

何かうまいものが食べたいと思う。今時、外に出れば食べたいものはほぼ何でも手に入るし、取りあえずコンビニに行きさえすればそこそこ美味いものは並んでいる。あまり難しいこだわりさえなければ手軽にその場の食欲を満たすものは得られるのである。なんとも便利な世の中になったものだとつくづく思う。

私の子供時代の記憶は何かと食べ物に結びついていることが多い。子供向けの雑誌の表紙で〝お菓子の国〟（おそらくヘンゼルとグレーテルの童話から取ったものだろう）と銘打った見開きのページに、チョコレートだのビスケットで作った小さな家の前にニコニコ顔の男の子の写真が載っていたのを思い出す。それは当時の私には強烈な光景で、その本を何度も眺めながらこんな国があったらすぐにでも行って、好きなだけチョコレートの屋根やらクッキーの壁をひっぺかして食べたいと思っていたことを今でも鮮明に思い出す。

また、漂流した南洋の小島にバナナの木が一本立っている絵を見ては、あのバナナが好きなだけ食べられるのなら漂流してもいいというくらいの気持ちはあったと思う。たまに父親の仕事について盛岡に連れて行ってもらうと、川徳デパートの食堂でお子様ランチを食べるのが何とも楽しみだったし、将来大人になったらソフトクリームの機械を自分で買って好きなだけ食べようと本気で思っていた。また、映画館通りの裏にあった、当時盛岡にまだ少なかったであろうレストラン（『ヤマト』という店だったと思う）のカウンターテーブルにあったバナナの束やメロンが山盛りになった果物カゴは何とも神々しく見えた。

そんな私が大人になり、今食べたいものは？と考えるとそれは決して高級な店で食べるようなものではなく、春の早い時期に食卓に出ていた野蒜《のびる》（母は「ひろっこ」と呼んでいた）の味噌和えとか、夏休み、近くの川に泳ぎに行く前に急いで冷やご飯にキュウリ二、三本をのっけて冷水をかけてかき込むように食べた昼ご飯、父親が山で採ってきてくれた口の開いたアケビなどしか頭に浮かんでこない。

　毎週土曜の夕方になるといつもの仲間とタケル君の家の炉端でばあちゃんが作ったアワ餅（？）を火にあぶりながら食べた時の味は、今でもその香ばしい匂いとともに思い出すことが出来る。

　もとより私はグルメでもなく（この言葉に大いなる違和感しかない）あまり食べることにこだわりはないし、最近のテレビの食べ物番組は見たいとも思わない。家内には「口に入れれば何でもいい、というタイプだよね」と呆れられているし、この歳になってやっと懐石料理だの○○料理のコースといったものを頂く機会も増えたが、正直に言うとあまり美味しいと思ったことはない。

　そもそも〝男子たるもの食べるものにあれこれ言うはみっともない〟という中で育った私は、あれがうまい、これがまずいと食べ物について感想を言うのは多少後ろめたい気持ちがある。それに加えて夕食時の食卓の沈黙を避けるために家内に気を遣って「これ旨いな」と言ったりすると、「それはスーパーで買ってきたやつだけど。あんたって私の作ったものはおいしいと言わないよね〜」と地雷を踏むことさえあるのだ。そんな時〝男子たるもの出されたものは黙って食べる!〟は的を射た教えだなとつくづく思う。

それはそれとして、どういう訳か最近頻繁に〝なんか旨いものが食べたい〟とつくづく思う。といってもそれが何なのかわからない。取りあえず、夏であるからスイカはいつでも食べたいし、冷たいシャケのお茶漬けはいつでも歓迎である。時折、浄法寺の知人から頂くすももなどは有難い。

糖尿病でインスリン注射を打っていた母親の遺伝子を持ち、当時の母と似たような年齢になってみると、いわゆる粗食に徹することも大切な食事療法の一つとなる。その点美味いものにこだわりのない私にはそれはそれで良かったのかな、と思ったりする昨今。

大槌地方死体検案業務を終えて

――令和六（二〇二四）年二月二四日

「県医師会が検死に行ってくれないかって言ってきてるんだよね……」

少し重苦しい声で、岩手郡医師会の会長が電話の奥で話しかけてきた。

「はぁ？　でも無理じゃないですか？」と私。

白状すると、てっきり岩手町の佐々木久夫先生がやってらっしゃるような滝沢村内で事件があった際の検察医のような仕事をしろ、という話だと思い込んでいた。

その日は気のない返事をしてやり過ごした。翌日、医師会の事務長より電話あり。

「沿岸の死体検案業務の派遣の件ですけど、巣子の高橋真先生が行くことになって……」

「えっ被災地のことですか？　私も行きます」と言ってしまった。
何かしなければならない、という気はしていたし、高橋真先生が（以後、真先生とする）手を挙げたことを聞いて背中を押されたような気がした。そしてすべてが真先生の〝私が行きます〟の一言からスタートした。

三月十六日（水）午前八時四十五分、岩手県警スタッフの若いA氏の迎えに来てくれた車に乗って、松園の真先生と乗り合わせて吉里吉里小学校に向かった。途中A氏より、私たち医師の仕事は一グループ四～五人の検視官と一緒になって、
①死体検案書を作成すること
②身元不明のご遺体よりDNA照合のためのサンプル（主として心腔内の血液）をとること
③それが出来ない場合は、内臓器よりサンプルを作成すること
これらの業務をこなすことであることを確認した。
道中、通れるべきはずの道が中断されていたりで、戻ったり道路変更したりして

目的地まではかなりの時間が掛かった。医師会野球大会のあった釜石のホテル付近に至ると、住宅の一階は破損しているものの、二階は大丈夫そうに見える家屋が続いた。しかし、釜石の駅前付近に進むと、ホテルの四〜五階といったあたりの窓枠も破壊され、車外の風景のすさまじさに我々の会話も長期間途絶えた。言葉が出なかった。

三時間ほどでやっと到着。当初予定の吉里吉里小学校へ向かうも、岩手医大からの医師が検案業務をほとんど済ませているということで、次の勤労青少年センターで仕事を開始した。私と真先生、岩手医大の整形外科医師の三人であったが、仕事を分担し岩手医大の先生には死体検案書作成にあたってもらい、私たちがDNAサンプルを採取することとした。五〜六人の警察検死スタッフがすべてのご遺体の衣服を脱がせて、各方面からの写真記録を丁寧に行った上で、身元が確認出来なかったご遺体からサンプルを取り出す業務を始めた。ブルーシートで囲まれた検死場に入った途端、私の右下に大きな枕ほどの真っ黒な塊が目に入った。最初はよくわからなかったが、体育館の薄暗さに目がなれると確かに人の死体のようだった。「お願いします」という検死スタッフの声に我に返ったが、体のどの部分にあたるのかもわからない。僅かな形から、焼け残った頭部や手足のない胴体部と判断した。サンプルを取ろうとするも心臓血等は取れるはずもなく、焼けて衣服と一塊となった胸部からメスを入れた。胸腔内に手を差し込むと心臓と思われる拳大の塊がコロンと落ちていた。手を入れて拾い上げてみると、凝血塊を含んだ心筋がわずかに認められた。なるべく多くの塊をブロックとして提出した。この地域は、大規模な火災があったとのこと。重度の火傷を負い、性別、年齢はおろか、子供か成人かの区別さえつかないご遺体がほとんどであった。この過酷な環境の中で、消防隊、警察、自衛隊、そして地元のスタッフが献身的に働く姿に頭が下がる思いであった。記録係の若い女性の警察スタッフも、見慣れないであろうご遺体を前に歯を食いしばって業務を続けているのがわかった。ブルーシートの外、安置されたご遺体と対面した家族の叫び声ともつかない激しい慟哭、妻とおぼしきご遺体の顔についた泥を手拭いで黙々と拭き取る中年の男性、幼子の亡き骸にしがみついて名前を呼び続ける母親の声に、同じ年頃の子供を持っているであろう若い検死スタッフの動きが一瞬止まるのが見てとれた。およそ四十体の検死を終え、電気がないので業務終了とのことで帰路についた。帰り道ほとんど会話もなかったが、真先生が〝ここで我々ががんばらないと男がすたりますよね〟と独り言のように言った。同じ県民として出来ることをやらねば……という決意と受け取った。午後十時過ぎに自宅に到着。送り迎えをしてくれた若い警察官に礼を言って別れた。

遅い夕食を取りながら「どうだった?」と妻に聞かれた。

「出来ればもう行きたくないけど、行くしかないと思うよ」と答えた時、現場の悲惨さ、被災者への憐憫、現場スタッフへの感謝、いずれとも説明のつかない想いに胸が詰まった。

(二〇一一年『いわて医報』掲載文を一部修正)

ミエをはる

——令和六（二〇二四）年三月二三日

「先生でもカゼ引くんですか」

この仕事を始めて患者さんから何回かこの質問を受けた。そりゃあ医者だって病気もするし、ケガもする。二月の中旬、私は体調を崩して古巣の県立中央病院を受診した。医師の顔ぶれはだいぶ代わっていたが、非常勤で勤務していた私の後輩と若い部長が対応してくれた。

その場で私は他科外来受診も予約され、次の日突然の一日休診をせざるを得なくなった。

また、その場で後の担当医師や検査予約が決まった。こうして私は突然外来通院の患者となった。外来で待っていると昔は若かった（失礼）かつての看護師その他の同僚が目ざとく私を見つけ次々に声を掛けてくる。

「先生どうしたの？」「やっぱり歳は歳なんだから」「頑張りすぎってことだよね」最近は受付の呼出でも名前ではなく受付番号で呼ばれる御時世だというのに、個人情報の保護も何もあったもんじゃない（笑）。

ところでこの受付で待っている時間がとにかく長い。受付のスタッフの動きがスローモーションに見える。何しろ私は自他ともに認めるせっかちである。クリニックでも何かとセカセカとスタッフを追い立てているが、うちのスタッフは嫌な顔一つしないで付き合ってくれている。何より私は患者さんを待たせたくないのだ。外来で待つ身になるとますますそう思う。病院とクリニックでは業務形態が異なる訳だし、病院の医師をはじめとするスタッフの忙しさは尋常ではない。それを充分わかっている私がそう感じるのはいかにも身勝手ではある。

かつての私の職場は大きく変わっていた。受付事務から看護師、技師そして医師に至るまですべてのスタッフの言葉遣い、立ち振る舞いが丁寧で行き届いたものであった。岩手県医療局の奨学生であった私は、授業料その他の奨学金給付を受けて医師となった。県立磐井病院での初期研修から始まりいくつかの医療機関を経て、この病院を最後に現在の開業医としての道に至ったのだが、この病院は今でも現在私の仕事を支えてくれる基幹病院でもある。自分に何かあればこの病院にお世話になろうと決めていたし、今回そういうことに相成ったのだが、少なくとも私は患者として嫌な印象を受けることは何一つなかった。そのことが患者となった私の立場からも何となく嬉しくそして感慨深く思えたのである。

さて、冒頭の話の他にも私の外来では患者さんからいくつかの質問を受ける。

コロナ禍の真っただ中の時には

「先生はコロナにはかからねのすか？」

「コロナにでもインフルエンザにでもかかります」

深夜の往診の際には

「こんな夜中に。医者も大変な職業だなや？　明日も仕事あるべに先生大丈夫すか？」

「大丈夫じゃなくてもやるのが仕事だからね」

消防士は我が身もかえらず炎の中に飛び込んでいくし、警察官は刃物を持った暴漢に飛びかかっていく。自衛隊員は災害、有事の際は身を挺して仕事をする。あらゆる職業にはその役目とそれに伴う責任というものが存在する。それと同じ理由で私の医療人としての仕事にも〝何があろうとやるしかない〟という責務が存在するのは当然と言えば当然である。まして私は岩手県民の税金で養成された医師なのだから。

私はなにもかっこいいことを言うつもりはないし、何しろ私には似合わない。周りの人たちにただただせっかちなだけのやつとは思われたくないし、この歳までやってきた医師としてのミエは張っておきたい。ただそれだけである。

「家のことにもミエを張って少しは家事を手伝ってもらいたいよね」

というういつもの家内の声が聞こえてくるような気がするが、聞こえないフリをしてやりすごすことにしている。

気持ちに寄り添う

――令和六（二〇二四）年五月二五日

「あの医者は患者の気持ちがわからない」

外来で患者さんからこういう話を聞くことがある（私もたぶん言われているだろう……）。

そういうこともあるだろうな、と思う。経験がないからだ。自分で経験したことがないのに患者の気持ちに寄り添うことなんて出来るはずがない。

病気もしたことがない、家族を失ったこともない若い人（医師を含めて）が病人や困っている当事者の気持ちがわかるはずがないのだ。だから医療関係者が時々使う「患者の気持ちに寄り添って」という言葉は軒並み胡散臭い言葉となる（少なくとも私はそう思っている）。金持ちは貧乏人の辛い気持ちがわからないし、健康な人は病人の悩みや苦悩などわかるはずもない。高齢者は若者の気持ちが理解出来ないとよく言うが、歳を取って記憶に残っているのは若い時の楽しい思い出、そしてある程度成功した今の自分しか見えていないから。

じゃあ、何がこの世の中の思いやりと善意を成立させているのか。相手に対峙した時今の自分の置かれている立場から相手の目線まで自分の目線を下げるという心構えであろうと私は思っている。だからこそ看護師は患者と接する時、患者の目線まで体を低くして話をするよう教育を受けるが、存外医者はその辺がよく教育されていない。肩書きと学歴といった無用なプライドが邪魔するからである。だから一部の医者が患者さんから「あの医者は患者の気持ちがわかっていない」と批判されるのはあながち外れてはいないだろうと思う。

私のクリニックでスタッフにやってもらいたいと思っていることがいくつかある。
基本、敬語を使うこと（患者さんはあなたたちの友人でも家族でもないよ）。

そのような言葉使いを通して患者さんとの距離間を適切に保つことが出来なければ正しいサービスは提供出来ない。医業は基本的にはサービス業だと私は思っているし、それに無用な相づちを打たないことも含まれる。時に失礼な行為となる。

私だって最近体調を崩してから患者さんのことが少しはわかるようになった気がしている。県中の外来で待つイライラも心細さも少しはわかった。若い医師にさえ遠慮が先にたって、充分な説明を聞けなかったこともあった。所詮人間は経験したことしか理解出来ないし身に付かない。

しかし相手の立場や気持ちを想像しイメージすることだけは誰にでも出来る。そうしてその慎ましい行為こそが、世間の細やかな善意と寛容を支えている。〝もしこの人が自分の家族だったら、恋人だったら、友人だったら〟そう考えればおのずとやるべきことはわかる、いつもそのように考えて患者さんに接するようにと、何人かの尊敬する先輩に教わった。要は肩書や地位、経済環境などすべてのことを肩から下した上で、自分の目線を相手の気持ちやその患者さんの社会的背景に合わせることが出来るか否かである（一方で目線を合わせるということの考え方自体がそもそも偉そうで傲慢であるとも思う)。

だから以前にはなかったことだが最近の風潮でもある医師から治療方針の説明を受け「後は御自分の意志で決めて下さい」と言われた時、その医師に向かって「先生が私の立場だったらどうしますか?」と尋ねるのは究極の質問である。

仕事上私もこのような状況にしばしば置かれるのだが、そんな時は私なりの経験と色々入り混じった感情の中でいつも自分に問い掛けてみる。

「この患者さん、この人にとって私はどんな関わり方が出来るのだろうか」と。

名前

――令和六（二〇二四）年六月二二日

外来で患者さんを名前で呼び出す。入ってくるなり
「先生、私の名前は〇〇ではなく〇〇〇です。間違えていますよ」

この患者さん、いつもきちんとした身なりをしてしっかりした話をされる方である。いわゆる生真面目な方である。

「失礼しました。カルテにお名前を赤ペンでしっかり書いておきます」

私はいつだって名前に関しては自分のものも含めてあまり関心がない。その結果人の名前を覚えないし、多少記憶に残っていてもいいかげんである。

その原因はわかっている。子供の頃から悪さをするたびに母親から名前を呼ばれ、

叱られる毎日。学校でも担任の先生のみならず校長先生にまで月曜日の朝会で全校生徒の前で叱られた（小学校の前にあった池に、私が川で取ってきた雷魚を放したために魚がいなくなってしまったことを責められた）。そうして私は自分の名前を呼ばれるたびにウンザリし、やがて出来るだけ名前を呼ばれなくなる方法を身に付けていった。

小・中・高はもちろん、そして勤務医となっても、教師や上司に注意されない限り名札を付けることを極力避けた。私の名前は「邦尚（クニヒサ）」というが、子供時代の大人たちやまわりの仲間知人も色々な名前で私を呼ぶ。クニタカ、クニナオ、クニマサ……。いずれにも私は迷うことなく返事をしていた。だから人によって未だに私の周りは色々な読み方で私の名前を呼ぶしそれは未だに続いている。ちなみに大学の恩師は退職してもなお私を〝クニナオ君〟と呼び続けていたし、整形外科の教授には〝ホウショウ君〟ということになっていた。なにしろいちいち訂正するのは面倒くさかったし、あまり自分の名前が他人に知られるのは嫌だった。また米留時代、病院のドクター白衣の胸に名前を刺繍してもらうのだが「ＴＡＫＡ

HASHI．MD（メディカルドクターの略）」と申し込んだつもりが「TAKOASHI．MD」となって渡された。それ以降、私は仲間に「ドクタータコアシ」、あるいはニックネームらしく「タコ！」と呼ばれ定着していったが、私にとってはちょっと嬉しく良い想い出である。

そしてこの年になっても名前はもちろんのこと、あまり自分の存在を人に知られたくないという想いに変わりはなく、町でもあまり気付かれることなく、ひっそりと暮らしたいと思っている。だから一定の年齢になるとあれこれと表彰を受ける人がいるが、私はあまり興味がない（というよりその対象にならない、と家内はいつも何故か強い確信をもって言っている）。世の中には名もなき偉人、功労者、人の役に立った人、限りなく正直に生きた人、いっぱいいるだろうしこれからもそういう人は居続けるだろう。私はそんな立派な人が多くいる時代の一時期を少なくとも他人に迷惑をかけることなくひっそりと過ごしたいものだと思っている。

その結果、〝大した人でもなかったけどあのお医者、おもしろいやつだった〟とか〝あの人、せっかちな人だったけど良い人だったね〟と言われればそれでよろしい。〝こんな時あの人がいればなぁ……〟と思われるようでは私的にはあまりよろしくない。いくらか付き合いがあった人たちの中で、お茶飲みついでに大した話でもなくちょこっと私のことが話題に上る、というのが私の理想である。

最近たまたま次のような一文を見つけた。

テレビを家の中に置かず、名刺を持たないとどういうことになるか。テレビ番組が話題になる大抵の席で口をきかなくてすむし、人に会っても名刺を渡さないからすぐに忘れてもらえる。この情報過剰時代にその人の身のまわりだけがひっそり閑となり、都会の真ん中に住んでいて世捨て人になれる。深山幽山にいるから隠者ではない。身の回りの一つ二つのものを捨てれば、かなりの程度世を捨てられるし、世から捨てられるのである。

〔種村季弘「雨の日はソファで散歩」（ちくま文庫）より引用〕

ねぇ、偉い人だってこう言っているでしょ？

昨年で開業二十五年目になったらしい。私のクリニックの患者さんの中には私の記憶に残っていない人もいるだろうし、亡くなられた方も含めれば多くの患者さんと付き合ってきた。そんな患者さんたちとの会話や動作、佇まいといったようなものが、名前を憶えているか否かとは無関係に私の記憶の中に穏やかにしみ込んでいく。そんな時私はこの仕事がつくづく自分にとってありがたいものだと思えるし、仕事を続けていく勇気になる。

解説

ジャズ喫茶ベイシー店主
菅原正二

ある日、本書の「解説」文を書こうとしているところに、建築家の石山修武《オサム》さんが明かりの消えてる「ベイシー」店内にひとりで入ってきた。

テーブルについた石山さんが「それは何んですか？」と書きかけの原稿用紙を見ていうので、手元にあった本書の元となった「A4」サイズ、両面カラー印刷の『ゆとりが丘クリニック便り』（院長メモ）の現物を二枚取り出して石山さんに見せてみた。

いつもは何んにでもケチをつけることで有名な石山さんはこれをゆっくりと読んだあと「これ貰ってっていい？」と珍しいことをいった。

その場でコピーを取り、クリアファイルに差し込んでそっちを上げると石山さんはそれを大事そうに自分のカバンの中にしまった。

調子に乗ったぼくは書きかけの新バージョンのイントロ部分を書いた原稿用紙をうっかり石山さんに渡して見せてしまった。

サッと目を通した石山さんは何んの興味も示さず、無下にこう言った。

「説明的だね」と。

「説明してるんですけど」とぼく。

「……」。

そもそも、この元となったチラシというのは「ゆとりが丘クリニック」院長の髙橋邦尚《クニヒサ》先生が患者さん宛てにお知らせを兼ねて、その時々の思い出や面と向かっては言わない本音の「言い分」などを綴って毎月一回発行していたもので、いづれはこれをまとめて一冊の単行本にしたいなどという野望はもともとゼロであった。

危ないところであった。こういったチラシというものは新聞と同様、一度読まれたあとは紙として利用されるかヒモでしばられて捨てられるかがせいぜいオチである。

たまたま、これが駒草出版のベテラン編集者、浅香宏二さんの目にとまったのは幸運であった。何せ当のこれを書いた院長先生はその性格上「とんでもない」と尻ごみするばかりでなかなかその気になってくれないでいた。

ここに来て、事情が少し変った。

浅香さんからはこの「解説」の中で邦尚先生とぼくとの関係を詳しく述べよ、という命令が来ていた。しかし、それを語ると話は五〇年も前にさかのぼり、当時「ベイシー」の常連客であったひとりの女性が結婚した相手が、のちの直木賞作家の村松友視さんで、村松さんのカミさんとなったその女性は、実は邦尚先生の姉であったことから話はややこしいことになり、イメージとしては空中で絡み合ってしまった釣り糸がほどけなくなってニッチモサッチモいかなくなったって感じなので省略したい。

石山さんが『ゆとりが丘クリニック便り』のコピーだけをカバンに入れて東京へ帰ったあと、ひとりになったぼくは、その説明的なイントロ部分を書いた原稿用紙二枚をビリッと破いてゴミ箱に捨てた。

その夜、家に帰り、寝床の中でようやく悟った。

本書にヤボな解説はもともと不用であったということを。

――二〇二四年・冬――

著者

髙橋 邦尚（たかはし くにひさ）

昭和27年（1952年）6月岩手県生まれ。医療法人北点舎「ゆとりが丘クリニック」院長。

昭和55年（1980年）岩手医科大学を卒業。岩手県立磐井病院、岩手医科大学病院、東京都立駒込病院に勤務後、米国のジョーンズホプキンス大学にリサーチフェローとして留学。帰国後、岩手県立病院放射線科医長を経て、平成12年、岩手県滝沢市に「ゆとりが丘クリニック」を開院、現在に至る。

放射線科専門医。内科認定医。

ゆとりが丘クリニック便り
院長メモ 2015～2024

二〇二五年　一月三一日　初版発行
二〇二五年　四月二七日　第二刷発行

著　者　髙橋邦尚
発行者　加藤靖成
発行所　**駒草出版** 株式会社ダンク 出版事業部
〒一一〇‐〇〇一三
東京都港区芝浦三‐十七‐十二 吾妻ビル五階
ＴＥＬ　〇三（六四三五）三一五〇
ＦＡＸ　〇三（六四三五）三一五三
https://www.komakusa-pub.jp/

編集協力　株式会社ひとま舎
ブックデザイン　東京一〇〇ミリバールスタジオ（松田剛、前田師秀）
印刷・製本　シナノ印刷株式会社

ISBN978-4-909646-81-1 C0095